Kliniktaschenbücher

Hubert Mörl

Der „stumme" Myokardinfarkt

Mit einem Geleitwort von G. Schettler

Mit 15 Abbildungen und 16 Tabellen

Springer-Verlag
Berlin Heidelberg New York 1975

Professor Dr. med. habil. Hubert Mörl
Oberarzt der Medizinischen Klinik (Ludolf-Krehl-Klinik)
der Ruprecht-Karl-Universität Heidelberg (Dir.: Prof. Dr. Dr. h.c.
G. Schettler)
6900 Heidelberg, Bergheimer Straße 58

ISBN 3–540–07318–3 Springer-Verlag Berlin Heidelberg New York
ISBN 0–387–07318–3 Springer-Verlag New York Heidelberg Berlin

Library of Congress Cataloging in Publication Data. Mörl, Hubert, 1935–. Der „stumme" Myokardinfarkt. (Kliniktaschenbücher) Includes bibliographical references and index. 1. Heart-Infarction.
I. Title. RC 685.I6M58   616.1'26   75 14208

Satz- u. Bindearbeiten: Appl, Wemding. Druck: aprinta, Wemding

In memoriam
Prosektor Dr. med. habil.
HERMANN ECK, Leipzig
einem wahrhaft
aufrechten Humanisten
geboren am 25. 2. 1905
gestorben am 20. 1. 1974

Geleitwort

In der Dokumentation der WHO vom Juni 1973 wird die Prävention der degenerativen Herz- und Gefäßkrankheiten als die wichtigste Aufgabe der weltweiten Gesundheitspolitik bezeichnet. Es wird auf die noch immer ansteigende Zahl tödlicher Herzinfarkte in der zivilisierten Welt in West und Ost verwiesen, die mit einem enormen Anstieg auch der Erkrankungsquote einhergeht. Auf der anderen Seite gibt es erste Anzeichen dafür, daß eine jahrzehntelange Prävention in der Lage ist, diese bedrohliche Entwicklung aufzuhalten. Das setzt natürlich voraus, daß man die krankmachenden Faktoren kennt. Hier haben weltweite epidemiologische Studien wichtige Ergebnisse erbracht. Unter dem Kennwort Risikofaktoren sind krankheitsdisponierende Ursachenbündel herausgefunden worden, welche die Früherkennung von krankheitsdisponierenden Bedingungen erleichtern. Andererseits wurde gezeigt, daß jahre- und jahrzehntelang anhaltende hohe Risiken zwangsläufig zu Gefäßkomplikationen führen. Weit an der Spitze stehen Herzinfarkt und Hirninfarkt. Hierbei ergibt sich eine gute Übereinstimmung der Risikokonstellationen für beide Bezirke.

Wenn auch die Diagnostik in Praxis und Klinik heute wesentlich verbessert wurde, so ist die Dunkelziffer nicht erkannter oder nicht erkennbarer Herzinfarkte noch immer sehr groß. Vor allem jene Fälle, die als plötzlicher unerwarteter Herztod in die Statistik eingehen, sind häufig, wenn auch nicht immer, auf Herzinfarkte zurückzuführen. Herzinfarkt und thromboembolische Ereignisse können ferner viele andere nichtkardiale Erkrankungen ungünstig beeinflussen. Darüber hinaus ist es wichtig festzustellen, wie oft Herzinfarkte klinisch oder autoptisch festgestellt werden, die offenbar ohne jegliche subjektiv wahrnehmbaren Krankheitszeichen verlaufen sind.

Die wissenschaftliche Epidemiologie hat uns auf diesem außerordentlich wichtigen Gebiet neue Erkenntnisse gebracht. Sie werden im wesentlichen ergänzt durch die Ergebnisse von Sektionsstatistiken. Es zeigt sich, daß die Zunahme der Diagnose Herzinfarkt nicht einem modischen Trend unterliegt, sondern reale Hintergründe hat.

Es ist das Verdienst von Professor Hubert Mörl, durch subtile Untersuchungen eines großen Sektionsgutes zur Aufklärung der Dunkelziffer von Herzinfarkten Wesentliches beigetragen zu haben. Es scheint mir wesentlich, daß er als Internist über große eigene pathologisch anatomische Erfahrungen verfügt, so daß er die Beziehungen zwischen Sektionsbefunden und klinischer Wertigkeit kritisch erfassen konnte. Auf dem Hintergrund seiner pathologisch anatomischen Erhebungen ergeben sich so Aussagen, die dem praktischen Arzt wie dem Kliniker wichtige Daten vermitteln. Sie werden dazu führen, die Anamnese und ggf. auch die Katamnese noch sorgfältiger aufzunehmen, um wirklich entscheiden zu können, welche Prodromalerscheinungen einen drohenden Herzinfarkt anzeigen können und was wir aus unseren ärztlichen Feststellungen für den Einzelfall erschließen sollen.

Daß hier ein gesundheitspolitisches Problem von höchster Dringlichkeit bearbeitet wird, zeigt die jüngste Statistik für die Bundesrepublik.

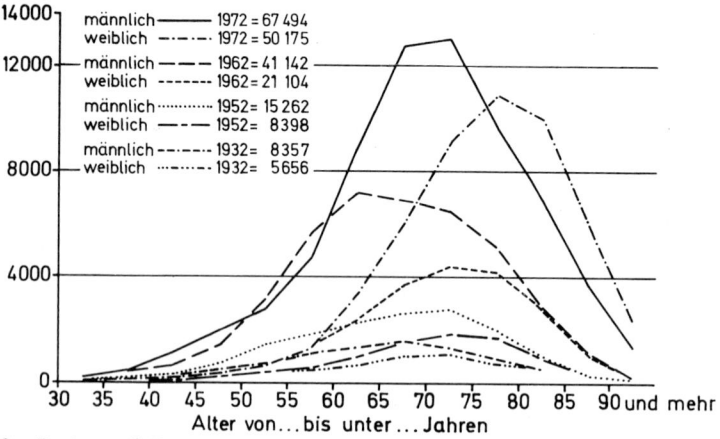

Sterbefälle an Herzkranzgefäßkrankheiten

männlich ———	1972 =	67 494
weiblich —·—·—	1972 =	50 175
männlich — — —	1962 =	41 142
weiblich -------	1962 =	21 104
männlich ··········	1952 =	15 262
weiblich — — —	1952 =	8 398
männlich —··—··—	1932 =	8 357
weiblich ···—···—	1932 =	5 656

Alter von ... bis unter ... Jahren

Stat. Bundesamt 74 801

VIII

Das nebenstehende Schaubild zeigt eindrücklich, daß die Zahl tödlicher Herzinfarkte in der BRD nicht nur absolut zunimmt, sondern daß auch immer mehr jugendliche Menschen betroffen sind. Dabei ist bemerkenswert, daß auch die Zahl der erkrankten Frauen rapide ansteigt und daß der früher bestehende relative Schutz der normal menstruierten Frau immer öfter durchbrochen wird. Auch daraus ergeben sich wichtige Hinweise für die tägliche ärztliche Arbeit.

Die Prävention von Herz- und Gefäßkrankheiten ist nicht eine Angelegenheit der Geriatrie, sondern sie muß bereits in der Jugend beginnen. Überspitzt ausgedrückt heißt das, daß die Präventivmedizin bereits mit der Pädiatrie beginnen sollte. Neuere Ergebnisse unserer Untersuchungen mit Nabelschnurblut legen sogar nahe, auf angeborene Krankheitsmerkmale zu achten, die zwangsläufig zu frühzeitigem Herzinfarkt, damit zu Frühinvalidität und zu frühem Herztod führen.

Die von H. Mörl vorgelegte Dokumentation ist eine wichtige Ergänzung der Publikationen auf dem Gebiete der Herz- und Gefäßkrankheiten, der mit Abstand führenden Todesursache in unserer Zeit.

Professor Dr. Dr. h.c. GOTTHARD SCHETTLER

Vorwort

Das Anliegen dieser Darstellung ist es, vorwiegend dem praktisch tätigen Arzt, sowohl in der Sprechstunde als auch in der Klinik, die Kenntnis atypischer und vor allem stummer Verlaufsformen des Myokardinfarktes zu vermitteln.

Im Gegensatz zu der weit verbreiteten Ansicht, daß durch die Fortschritte der modernen Diagnostik heute die Erkennung des Infarktes keine Schwierigkeiten bereitet, wird dargelegt, daß er sich in praxi nur zu gut 50% klinisch feststellen läßt. Diese Zahl sollte zu denken geben, wenngleich sich aus verschiedenen Ursachen immer ein Teil dem klinischen Nachweis entziehen dürfte.

Es handelt sich hierbei um einen wichtigen Sachverhalt, weil koronare Herzkrankheiten mit ihren deletären Folgen in allen zivilisierten Ländern noch immer zunehmen und mehr und mehr auch die jüngeren Jahrgänge erfassen. Damit wird der Myokardinfarkt über das Einzelschicksal hinaus zu einer sozial-medizinisch relevanten Belastung.

Mit dieser Abhandlung soll versucht werden, die unvermeidlichen und vermeidbaren Gründe für die häufige Verkennung des Herzmuskelinfarktes in all seinen Variationsmöglichkeiten aufzuzeigen. Wir wollen seinen atypischen und diskreten Hinweiszeichen nachspüren, um den Anteil sogenannter „stummer" Myokardinfarkte möglichst zu verringern. Das „Darandenken" ist der erste Schritt, um gründliche diagnostische Bemühungen einzuleiten.

Die rechtzeitige Feststellung dieser weitverbreiteten und lebensgefährlichen Krankheit erlangt deshalb ihre große Wichtigkeit, weil sie für die Prognose von entscheidender Bedeutung ist.

Die Anregung für diese Abhandlung ging von der praktischen Sektionstätigkeit aus, wo die Häufigkeit klinisch nicht diagnostizierter, oft ausgedehnter Infarkte besonders auffällig war. Die Thematik lag also in der Luft und wurde durch die große Anzahl von Obduktionen Erwachsener im Pathologisch-Bakteriologischen Institut des Bezirkskrankenhauses St. Georg in Leipzig nicht nur angeregt, sondern auch wesentlich tätig gefördert. Dafür gilt mein besonderer Dank Herrn Prosektor Dr. med. habil. H. Eck.

Dem entgegenkommenden Verständnis meines ehemaligen Chefs, Herrn Professor Dr. K. Seige, dem Direktor der II. Medizinischen Klinik und Poliklinik der Martin-Luther-Universität Halle-Wittenberg, verdanke ich die Möglichkeit, aus klinischer Sicht dieser Fragestellung weiter nachzugehen. Die Ergebnisse dieser sich gegenseitig ergänzenden Untersuchungen sollen nun, tatkräftig unterstützt von dem besonders sachkundigen Rat und der umfassenden speziellen Kenntnis meines nunmehrigen Chefs, Herrn Professor Dr. Dr. h.c. G. Schettler, dem Direktor der Medizinischen Klinik (Ludolf-Krehl-Klinik) der Ruprecht-Karl-Universität Heidelberg, in dem nachfolgenden Abriß der Öffentlichkeit vorgelegt werden. Die zahlenmäßigen Ergebnisse der eigenen Untersuchungen bestätigen seine praktische Notwendigkeit.

Heidelberg, Juni 1975   HUBERT MÖRL

Inhaltsverzeichnis

I. Definition und Häufigkeit des „stummen" Myokardinfarktes

Myokardinfarkte auf dem Sektionstisch, die sich durch die subjektive Empfindung und die üblichen klinischen Untersuchungsverfahren nicht angezeigt hatten, waren die ursprüngliche Veranlassung, dem „stummen" Myokardinfarkt unsere Aufmerksamkeit zuzuwenden. *Als „stumm" haben wir alle Infarkte bezeichnet, die „klinisch" unerkannt geblieben, sowohl ohne subjektive und objektive Symptome als auch ohne Äquivalente waren, gleichgültig ob eine präzisere Anamnese oder eine subtilere Untersuchung zu einem positiven Resultat hätte führen können.* Es handelt sich also um Infarkte, die für den Patienten wenig eindrucksvoll waren, vom untersuchenden Arzt übersehen – falls ein solcher überhaupt aufgesucht wurde – und entweder zufällig bei einer routinemäßigen EKG-Schreibung oder postmortal festgestellt wurden. Aus diesem Grunde sind bei beiden Nachweisverfahren keine absoluten und reellen Werte zu erwarten, da nicht jeder einer elektrokardiographischen Registrierung oder Sektion unterzogen wird. Demzufolge ist die Dunkelziffer gar nicht kalkulierbar. Größerer Aussagewert kommt mit Sicherheit in bestimmten Ländern mit entsprechenden gesetzlichen Regelungen der postmortalen Feststellung zu. Noch dazu wurden im Umkreis von Leipzig ein Großteil aller Verstorbenen (ca. 85–90%), nicht nur der Hospitalisierten, obduziert. Außerdem ist die pathologisch-anatomische Erfaßbarkeit wesentlich unzweideutiger als die elektrokardiographische. Während im anglo-amerikanischen Schrifttum der Begriff des „silent myocardial infarction" weit verbreitet ist, scheint im deutschen Sprachgebiet die Bezeichnung „stummer" Myokardinfarkt nicht so geläufig zu sein. In den dreißiger Jahren bezeichnete man neben dem typischen Infarkt jene Fälle als sog. „stumme (atypische) Infarkte", bei denen die Klinik eindeutig verlief, die Extremitäten-Ableitungen allein jedoch keine sichere elektrokardiographische Beweisführung erbrachten. Mit Einführung der Brustwand-Ableitungen verschwand der Ausdruck „stummer Infarkt", weil gezeigt werden konnte, wie die sog. stummen Zonen durch geeignete EKG-Ableitungen doch erfaßt werden konnten (Hueber, 1962).

Der Terminus „stummer Infarkt" scheint uns von der Klinik her aber das Phänomen am treffendsten zu charakterisieren. Der Begriff ist allgemein verständlich und daher im praktischen Gebrauch geeignet. Damit sei die von Schimert (1953) getroffene zusammenfassende Darstellung und Einteilung der atypischen Verlaufsarten in ihrer Bedeutung und Berechtigung keineswegs geschmälert. Sie ist ohne Zweifel detaillierter und demzufolge genauer. Für praktische Belange jedoch scheint uns die Gruppierung der Infarkte in typische, atypische und stumme zu genügen. Die nach rein klinischen Krankheitsverläufen abgegrenzte Einteilung atypisch verlaufender Myokardinfarkte in vier Formen durch Schimert (1953) muß zumeist der präzisen anamnestischen Beurteilung und subtilen Untersuchung des Klinikers vorbehalten bleiben.

Schimert (1953) hat auf Grund einer größeren zusammenfassenden klinischen Arbeit folgende Gruppen eines atypisch verlaufenden Myokardinfarktes aufgestellt:

a) *Symptomloser* Myokardinfarkt, klinisch nur zufällig durch routine-elektrokardiographische Untersuchung oder pathologisch-anatomisch auf dem Sektionstisch diagnostiziert.

b) *Schmerzloser* Myokardinfarkt, der jedoch durch andere, bei genauer Anamnese erkennbare Symptome gekennzeichnet ist.

c) Myokardinfarkte mit *atypischer* Schmerzlokalisation oder Schmerzmodalität.

d) *Larvierter* Myokardinfarkt, dessen Symptome durch andere schwere Krankheitsbilder überdeckt sind.

Es handelt sich also dabei um eine Einteilung nach klinischen Krankheitsverläufen. Die Definition ist damit ein rein klinischer Begriff und streng abzutrennen von dem elektrokardiographisch stummen und vom fermentativ stummen Myokardinfarkt. Eine genaue Differenzierung in die Unterrubriken (Uhlenbruck u. Land, 1967) halten wir in der Praxis für überflüssig und verwirrend. Es kommt auf die klinische Erkennung und Erkennbarkeit an.

Zur besseren Darstellung hat Friedberg (1959) das klinische Bild des akuten Myokardinfarktes nach den folgenden eindeutigen Kennzeichen eingeteilt:

1. Fälle mit dem Leitsymptom Schmerz
2. Fälle mit vorherrschendem Schock
3. Fälle mit ausgeprägtem Lungenödem oder anderen Zeichen einer akuten Linksinsuffizienz
4. Fälle einer sich langsamer entwickelnden oder verstärkenden Stauungsinsuffizienz
5. Fälle, bei denen Komplikationen vorherrschen.

Der Autor betont aber mit allem Nachdruck, daß es nicht in seiner Absicht liege, diese Gruppen als nicht abtrennbare klinische Einheiten zu bezeichnen. Denn bei den meisten Fällen bestünde eine Kombination verschiedener Symptomgruppen.

Für eine einheitliche Registrierung von Patienten mit akuter ischämischer Herzkrankheit wurde durch die WHO (WHO-Chronicle 23/345 (1969)) folgende provisorische Klassifizierung vorgenommen:

1. Tatsächlicher akuter Myokardinfarkt:
   a) eindeutiger EKG-Nachweis eines frischen Infarktes (Entwicklung einer abnormen Q-Welle mit oder ohne zusätzliches Verletzungspotential) mit oder ohne typische Anamnese,
   b) zweifelhafte EKG-Veränderungen mit abnorm hohen Fermentwerten und mit oder ohne typische Vorgeschichte,
   c) normales EKG mit abnorm hohen Fermentspiegeln und einer typischen Anamnese,
   d) pathologisch-anatomischer Nachweis eines frischen Infarktes.
2. Möglicher akuter Myokardinfarkt:
   Fälle mit einer typischen Anamnese, und zweifelhaften oder fehlenden EKG-Veränderungen sowie zweifelhafter oder fehlender Erhöhung der Fermentwerte.
3. Kein akuter Myokardinfarkt:
   a) atypische Vorgeschichte mit nichtsignifikanten EKG-Veränderungen oder nichtsignifikanten Fermentwerten,
   b) andere Diagnose.
4. Ungenügende Angaben:
   Fälle mit ungenügendem Nachweis für die Kategorie 1–3.

Da im deutschen Sprachgebrauch mit den Begriffen Angina pectoris, Koronarsklerose, koronare Herzkrankheit, Myokardinfarkt u. a. ein gewisses Durcheinander herrscht, strenge Definitionen jedoch angebracht erscheinen, soll im Folgenden eine Klarstellung versucht werden.

Das Wort „Infarkt" kommt aus dem Lateinischen (infarctus) und wird von dem Tätigkeitswort „infarcire" = hineinstopfen abgeleitet. Der Infarkt ist jedoch nicht als *Koronarinfarkt* zu verstehen, bedeutet demnach nicht das „Verstopfte", sondern ist der Folgezustand der Verstopfung einer oder mehrerer Koronararterien, der umschriebene Herzmuskeluntergang, die Zellnekrose. Da es sich zunächst ausschließlich um ein Absterben der Herzmuskelfasern handelt, spricht man streng fachlich vom *Myokardinfarkt*, auch wenn man weiß, daß in gewissen Prozentsätzen eine anschließende Mitbeteiligung des Perikards in Form einer sog. „Pericarditis epistenocardica" vorliegen kann.

Der leichter verständliche, volkstümlichere Ausdruck des *Herzinfarktes* ist medizinisch gesehen kein exakter Begriff, hat sich jedoch inzwischen so eingebürgert, daß jeder versteht, was damit gemeint ist, so daß seine Daseinsberechtigung nicht infrage gestellt werden sollte.

Nahezu immer liegt dem Infarkt eine *Koronarsklerose* als Ursache zugrunde, die über eine *Koronarstenose* oder gar *Koronarobliteration,* mitunter kompliziert durch eine *Koronarthrombose,* die Durchblutungsstörungen am Herzmuskel bedingt. Die Koronarsklerose war bisher der rein pathologisch-anatomischen Erkennung vorbehalten und konnte vom Kliniker entweder überhaupt nicht oder nur durch indirekte Äußerungen erfaßt werden. Da aber auch bei echten Anzeichen einer *Koronarinsuffizienz* diese durch andere kausalgenetische Faktoren hervorgerufen werden kann, muß der Kliniker mit der Diagnose Koronarsklerose äußerst zurückhaltend umgehen.

Die *Koronarinsuffizienz,* die sich je nach dem Modus des Auftretens in eine „relative" und in eine „absolute" einteilen läßt, bedeutet die Folge eines Mißverhältnisses zwischen Bedarf und Angebot an Blut bzw. Sauerstoff. Es handelt sich hierbei um einen patho-physiologischen Begriff, der mit den üblichen klinischen Untersuchungsmethoden kaum zu verifizieren ist. Nach Doerr (1972) ist die Koronarinsuffizienz der Oberbegriff, die Folgen am Herzmuskel (der transmurale Infarkt, der „einfache" d.h. kleinere Infarkt, Innenschichtschäden und miliare Fasernekrosen) sind nachgeordnete, in der Pathogenese einheitliche, aber nach der Morphologie verschiedene Phänomene.

4

Das Ausmaß der Koronarinsuffizienz wird im wesentlichen durch drei Parameter bestimmt:
1. Lichte Weite der Koronararterien
2. Größe des Herzens (Herzgewicht des Pathoanatomen)
3. Herzleistung.

Die in erster Linie durch die Koronarsklerose hervorgerufene Durchblutungsstörung kann über die Formen der Koronarinsuffizienz zu verschiedenen Stadien der Durchblutungsnot führen. Die drei Stufen sind *Ischämie, Läsion* und *Nekrose*. Während die beiden ersten Grade einen reversiblen Zustand bedeuten, ist der der Nekrose irreversibel.

Klinisch äußert sich dieses Mißverhältnis zwischen Blutbedarf und -angebot als sog. *Angina pectoris,* was wörtlich übersetzt Brustenge bedeutet. Betont werden muß ausdrücklich, daß es sich hier lediglich um ein klinisches Symptom handelt. Das Synonym ist die *Stenokardie.*

Man unterscheidet eine *Angina pectoris vera* mit typischer Symptomatik von einer *Pseudo-Angina pectoris,* die nicht auf organischer Ursache beruht, sondern Ausdruck funktioneller Beschwerden ist. In diesen Formenkreis gehören folgende Synonyma hinein: Da Costa-Syndrom, irretable heart, Effort-Syndrom, Soldier's Heart, neurozirkulatorische Dystonie, hyperkinetisches Herzsyndrom, vasoregulatorische Asthenie, Herzneurose, Kardiophobie, Dyskardie.

Die *Angina pectoris gravis* ist eine besonders schwere, länger andauernde und in kürzeren Intervallen auftretende Form der echten Angina pectoris, die bei Zunahme der Frequenz und Intensität der Anfälle auch als sog. *,,drohender Infarkt''* oder *,,Praeinfarktsyndrom''* bezeichnet wird. Ein schwerer, lang anhaltender Angina-pectoris-Anfall wird auch *Status anginosus* genannt.

Sonderformen der echten Angina pectoris sind eine im Liegen auftretende sog. *Angina pectoris decubitus* und die meist ohne erkennbare Auslösung in Erscheinung tretende Prinzmetal'sche Variante, die mit einer ST-Hebung wie bei einem frischen Infarkt einhergeht.

Der sog. *,,plötzliche Herztod''* basiert zumeist ebenfalls auf einer Koronarsklerose. ohne daß Prodromalerscheinungen vorhanden gewesen sind, und ohne daß sich Folgeerscheinungen am Herzmuskel manifestieren konnten, weil der Tod sehr schnell eingetreten ist. Eine Sonderform ist der sog. *,,Sekundenherztod''* im Sinne Herings (1917) mit den Merkmalen der Plötzlichkeit der den Tod einleitenden Symptomen, des Überdauerns der Atmung und der nach Sekunden zählenden Sterbedauer. Es gibt aber auch Fälle von plötzlichem Herztod, wo das morphologische Substrat sehr spärlich ist.

Die *ischämische,* heute allgemein *koronare Herzkrankheit,* früher auch *chronische Herzkrankheit* genannt, stellt den übergeordneten Begriff über all die soeben näher erläuterten Phänomene dar.

Die Anzahl „stummer" Myokardinfarkte kann überschätzt werden, weil bei atypischem Verlauf oft gar nicht daran gedacht und demzufolge nicht richtungsweisend gefahndet wird. Deshalb werden mitunter feinste, durch den Myokardinfarkt verursachte Veränderungen nicht erfaßt oder verkannt. Es soll damit zum Ausdruck gebracht werden, daß viele der als „stumm" bezeichneten Infarkte tatsächlich mit diskreter Symptomatik einhergehen. Bei besonderem Augenmerk können versteckte anamnestische Hinweise gefunden werden. Bei genauer und fortlaufender Berücksichtigung direkter und indirekter Anzeichen lassen sich des öfteren Verdachtsmomente bestätigen, so daß bei Kenntnis dieser Verlaufsarten und dem daraus abzuleitenden Einsatz umfangreicher diagnostischer Maßnahmen die Rubrik derartiger Infarkte verkleinert werden kann.

Auf der anderen Seite werden aber trotz technischer Vervollkommnung der Untersuchungsmethoden und zweifelsfrei verbesserter Erfolge in der Diagnostik noch relativ viele Infarkte klinisch nicht erkannt. Darauf wird in dieser Abhandlung noch öfter eingegangen werden. Nach Hauss (1964) kann der Kliniker einen Myokardinfarkt mit großer Sicherheit diagnostizieren. Bei sorgfältiger klinischer Untersuchung unter Anwendung aller modernen Hilfsmittel entgeht nach diesem Autor heute ein Myokardinfarkt, d. h. ein akuter Untergang von Herzmuskelgewebe in Abhängigkeit von einer Unterbrechung der Blutdurchströmung, praktisch dem Arzt nicht mehr. Die Statistiken, nach denen 30 oder 40 Prozent der Infarkte nicht erfaßt sind, dürften nach Schimert (1953) sowie Uhlenbruck und Land (1967) der Vergangenheit angehören.

Doch sind noch klaffende diagnostische Lücken auszufüllen, wie unsere Erhebungen demonstrieren sollen. Die Schwierigkeit der Einreihung in die einzelnen Verlaufsarten des Myokardinfarktes liegt besonders in der nicht leichten und zum Teil subjektiven Abgrenzung zwischen atypischen und „stummen" Infarkten. Da es keine einheitlich objektiven Parameter zu sichern Trennungslinien gibt, sind auch die Ergebnisse verschiedener Autoren nur sehr bedingt vergleichbar. Außerdem richtet sich das Ergebnis in deutlichem Maße danach, ob die Feststellung von klinischer oder pathologisch-anatomischer Seite vorgenommen wird. Auch die Zusammensetzung des Untersuchungsgutes ist ausschlaggebend für die Inkongruenz der Aussagen. So konnte mehrfach nachgewiesen werden, daß die genaue Anamnese bei frischen Myokardinfarkten einen wesentlich geringeren Prozentsatz „stummer" Myokardinfarkte ergibt als bei älteren, länger zurückliegenden (s. Tabelle 1). Die Anzahl der unerkennbaren Myokardinfarkte steigt demnach proportional dem Zeitintervall zwischen Eintritt des Infarktes und erster Untersuchung an (Schweizer, 1968). Bei genauer Befragung der Patienten kann man nach Schimert (1953) feststellen, daß bei den meisten ohne Schmerz verlaufenden Fällen zumindest eine unbestimmte oder diffuse Mißempfindung im Thorax, die mit einem Gefühl der Enge oder Angst einhergeht, von den Kranken verspürt wird. Untersuchungen von Nüssel und Kirschner (1973) im Heidelberger Raum erfaßten erstmalig dafür wichtige Daten. Danach rufen 40% der betroffenen Patienten in den ersten 55 Minuten einen Arzt, 55% nach 30 min und 65% nach 60 min. Länger als 12 Std warteten mit ihrem Anruf nur etwa 10%. Das betrifft wohlgemerkt nur die sich mit heftigen, typischen Schmerzen äußernden Infarkte! Zum anderen muß in 45% der Fälle 15 min auf den Arzt gewartet werden, in 70% 30 min. In ca. 35% verstrichen mehr als 4 Stunden, bis die Patienten nach der ärztlichen Erstuntersuchung im Krankenhaus eintrafen. Die Gesamtdauer vom Infarkteintritt bis zur Klinikankunft betrug in 12% der Fälle bis zu 1 Std, bis 7 Std in 52%.

Bei Reinfarkten geht die Einweisung rascher vor sich als bei Erstinfarkten, bedingt durch schneller veranlaßte stationäre Einweisung durch den herbeigerufenen Arzt.

Von allen 1628 unter dringendem Infarktverdacht eingewiesenen Patienten erwiesen sich in 22% „mögliche" Infarkte, in 6% bestätigte sich der dringende Infarktverdacht nicht. Andererseits verstarben 465 Infarktkranke in den ersten 28 Tagen, davon 48% in der 1. Stunde nach Infarkteintritt. Ein unmißverständlicher Hinweis auf rasches Handeln in Diagnostik und Therapie!

Nachfolgende Übersichtstabelle 1 ist eine zwanglose, keinen Anspruch auf Vollständigkeit erhebende Zusammenstellung der in der

Literatur angegebenen Häufigkeit klinisch nicht bemerkter Infarkte. Dabei müssen sowohl die verschiedenen Prämissen als auch die uneinheitlichen Bewertungskriterien Berücksichtigung finden, so daß weder die absoluten noch die relativen Zahlenangaben einen definitiven Aussagewert besitzen. Sie sind lediglich zur Vermittlung eines allgemeinen Eindruckes und zur Verdeutlichung der stark voneinander abweichenden Angaben hier angeführt.

Tabelle 1. Häufigkeit klinisch nicht bemerkter Infarkte in der Literatur

Autor	Jahr.-Zahl	Anzahl d. Fälle	stumme Myok.-infarkte	%
Babey	1939	116	1	0,9
Behrmann u. Mitarb.	1950	150	2	1,3
Rosemann	1954	220	5	2,3
Levine u. Rosenbaum	1941	208	6	2,9
Kugel	1945	350	10	2,9
Mintz u. Katz	1947	572	18	3,2
Pollard u. Harvill	1940	375	17	4,5
Brandes	1969	905	56	6,2
Sievers	1963	1357	89	6,6
Yoshotishi u. Mitarb.	1964	161	11	6,9
Fagin u. Chapnik	1950	100	7	7,0
Rogers	1953	136	10	7,3
Baer u. Frankel	1944	378	30	7,9
Schimert	1953	178	17	9,5
Gillmann	1973	705	70	10,0
Kenter u. Mitarb.	1963	104	11	10,5
Landman u. Mitarb.	1949	255	28	11,0
Bockel	1956	110	13	11,8
Fisher u. Zukermann	1946	108	16	14,8
Brinkmann	1954	140	21	15,0
Lindberg u. Mitarb.	1960	20	3	15,0
Anschütz	1968	433	78	17,9
Wearn	1923	19	4	21,0
Chambers	1946	100	21	21,0
Stokes u. Dawber	1959	73	15	21,0
Gillmann	1955	323	73	22,6
Rosenmann u. Mitarb.	1967	133	31	23,3
Mörl	1965	1157	272	23,5
Strond u. Wagner	1941	49	13	26,5
Schnebli	1955	300	90	30,0

Autor	Jahr.-Zahl	Anzahl d. Fälle	stumme Myok.-Infarkte	%
Boyd u. Werblow	1937	127	42	33,0
Liebeling	1967	398	130	33,0
Misske	1931	12	4	33,4
Davis	1932	76	29	38,0
Saphir u. Mitarb.	1935	34	13	38,0
Gorham u. Martin	1933	98	41	42,0
Melichar u. Mitarb.	1963	1434	398	42,3
Master u. Mitarb.	1938	35	21	60,0
Bruenn u. Mitarb.	1936	31	19	61,0
Marchand	1955	90	60	67,0
Kennedy	1937			
frisch		94	4	4,3
alt		102	23	22,3
Aspenström	1954			
frisch		138	27	20,0
alt		59	47	80,0

Erstbeschreiber stumm verlaufender Myokardinfarkte waren Wearn (1923), Willius und Brown (1924) in den USA, Gallerverdin und Gravier (1926) in Frankreich und in Deutschland Morawitz und Hochrein (1928) sowie Wollheim (1931). Die Häufigkeit des sogenannten „stummen" Myokardinfarktes tritt, bedingt durch die oben angeführten unterschiedlichen Voraussetzungen, verschieden hoch in Erscheinung. Am höchsten ist sie bei Marchand (1955), der bei psychotischen Patienten unter Ausschluß der plötzlichen Todesfälle Schmerzlosigkeit und Asymptomatologie in 67,5% verzeichnete. Er stellt selbst den Gegensatz zu allen anderen Mitteilungen fest und bezieht seine Angaben auf die diesen Kranken verlorengegangene Schmerzempfindung.

In diesem Blickwinkel ist auch die Mitteilung von Straube (1954) bemerkenswert, wonach vom einweisenden oder erstbehandelnden Arzt nur bei 30 von 100 die Diagnose oder Verdachtsdiagnose eines Myokardinfarktes gestellt worden war.

Von den Einweisungsdiagnosen bei insgesamt 350 Fällen war bei Uhlenbruck und Land (1967) in einem Drittel die Diagnose Infarkt richtig, zu einem Drittel war sie falsch und ein Drittel wurde ohne

Diagnose eingewiesen. Bei letzteren handelt es sich meist um „Notfälle", bei denen die Schwere des Krankheitsbildes richtig erkannt war, die diagnostische Entscheidung jedoch der klinischen Untersuchung überlassen wurde. Plotz (1957) macht darauf aufmerksam, daß in vielen Fällen ein Infarkt deshalb als schmerzlos erscheint, weil:

1. Die Kranken infolge der Schwere ihres Zustandes nicht in der Lage sind, die Fragen klar zu beantworten,
2. der Schmerz durch die viel dramatischeren Beschwerden einer akuten Herzinsuffizienz, im besonderen durch ein Lungenödem, so überschattet ist, daß er vom Patienten gar nicht registriert wird,
3. die Lokalisation oder Ausstrahlung des Schmerzes so atypisch sein kann, daß der Kranke diesen gar nicht angibt, weil er den Schmerz nicht zum Krankheitsbild gehörig ansieht,
4. der Kranke seine Mißempfindung im Thoraxgebiet nicht als Schmerz deutet.

Nach den Erfahrungen von Hueber und Neumann (1963) beträgt die Häufigkeit des atypischen zum klassischen Infarkt 1:4. Die Zahl der atypischen und schmerzlosen Infarkte liegt den Angaben von Hochrein und Seggel (1933), Hochrein (1937), Katzschmann und Mitarb. (1966) entsprechend bei Diabetikern wesentlich höher (bis zu 50%).

Bei den 323 Fällen Gillmanns (1955) wurden 250 diagnostiziert, während sich 73 erst durch die Sektion aufdecken ließen. Dabei handelte es sich entweder um einen plötzlichen Herztod ohne klinische Differenzierungsmöglichkeiten oder um einen Nebenbefund. Nach Schweizer (1968) entzieht sich der Myokardinfarkt der Diagnose in vivo im wesentlichen aus 5 Gründen:

1. Der plötzliche Tod kann die allererste Manifestation eines Myokardinfarktes sein. Bei diesen Patienten steht keine Zeit für die Diagnose zur Verfügung.
2. Der Myokardinfarkt kann eintreten, ohne Beschwerden zu verursachen, also ohne Schmerz oder Schmerzäquivalent. Der asymptomatische Myokardinfarkt ist „stumm" für den Patienten. Sieht sich der Patient nicht aus anderen Gründen veranlaßt, einen Arzt aufzusuchen, so wird der Infarkt unerkannt bleiben, auch wenn typische Veränderungen des Elektrokardiogramms vorhanden sind.
3. Der Myokardinfarkt kann lediglich von geringgradigen Beschwerden begleitet sein, derartige Beschwerden sind für einen angstfreien

oder vielbeschäftigten oder unsensiblen Menschen u. U. gar kein Grund, einen Arzt aufzusuchen. Der Myokardinfarkt ist in diesen Fällen nicht eigentlich „stumm". Er redet jedoch so leise, daß die Aufmerksamkeit des Patienten nicht geweckt wird. Mitunter wollen manche Patienten es auch nicht wahrhaben. Bemerkenswert ist in diesem Zusammenhang die Feststellung Nüssels und Kirschners (1973), daß in ihrem Beobachtungsgut eine auffällige Häufung des Infarktes bei beruflich Selbständigen zu erfassen war.

4. Der Myokardinfarkt kann ferner nicht bloß beschwerdefrei verlaufen. Er kann ohne eine einzige diagnostisch beweisende Veränderung, ohne vom typischen Q im EKG oder vom typischen Verhalten der Myokardenzyme im Blut begleitet sein. Diese Myokardinfarkte sind auch „stumm" für den Arzt. Sie bleiben unerkannt, auch wenn Arzt und Patient rechtzeitig zusammentreffen und wenn das „Hörvermögen" des Arztes intakt ist.

5. Schließlich können Myokardinfarkte selbst dann unerkannt bleiben, wenn die typischen Beschwerden und die typischen objektiven Befunde vorhanden sind und Arzt und Patient rechtzeitig zusammentreffen. Dies geschieht, wenn der Arzt die vorhandenen typischen Beschwerden und Befunde gar nicht feststellt oder wenn er sie zwar nachweist, aber unrichtig interpretiert.

Die verschiedenartigen Möglichkeiten der Verkennung eines Infarktes scheinen noch nicht genügend verbreitet zu sein, da die Anzahl ausgeprägter, klinisch nicht diagnostizierter Infarkte in den letzten Jahren nicht abnimmt. So waren nach Mitteilung von Melichar u. Mitarb. (1963) von 1434 Fällen eines postmortal festgestellten Infarktes 42,3% klinisch unerkannt geblieben. Dies entspricht fast genau dem Prozentsatz unserer 2 pathologisch-anatomischen Studien in verschiedenen Zeiträumen (Mörl, 1964; Mörl u. Haupt, 1972).

Liebeling (1967) berichtete einerseits von 130 (= 33%) erst während der Sektion erkannten Infarkten bei insgesamt 398 Fällen und andererseits von 142 (= 35%) bei der Sektion nicht bestätigten Infarkten von 410 klinisch angenommenen. Dabei ist die Feststellung von Interesse, daß im Gegensatz zu den im höheren Alter häufig nicht diagnostizierten Infarkten die fälschliche Annahme eines Infarktes besonders die jüngeren Jahrgänge betrifft. Am häufigsten wurde die Endo- und Myokarditis klinisch übersehen. Sicher erklärt sich ein Teil dieser Fehldiagnosen aus dem Trend, perakute Todesfälle als Infarkte abzustempeln. Darauf beruht die Zurückhaltung gegenüber Mitteilungen über die Infarktmorbidität, denn pathologisch-anatomische Statistiken ergeben zwar eine Zunahme der Herzmuskelinfarkte, erreichen aber zumeist nicht die Höhe klinischer Zahlenangaben. Es steht nach eigenen mehrfachen Nachforschungen zweifellos fest, daß es sicher völlig stumm verlaufende Infarkte gibt. Beispiele dafür sind in ansehnlicher Zahl vorhanden. Uns beeindruckt immer wieder der plötzliche Tod inmitten fortgesetzter gewohnter Tätigkeit ohne nachweisbare subjektive Beeinträchtigungen, aber ausgeprägten frischen, makroskopisch sichtbaren Infarzierungen des Herzmuskels, die beweisen, daß der Infarkt mindestens 8 Std alt sein muß. Stellvertretend für viele mit erheblicher körperlicher Betätigung sei ein 75jähriger Mann genannt, der mit 2 Eimern Kohle treppaufwärtsgehend schlagartig tot umfiel und bei der Sektion einen rezidivierenden, also alten und ganz frischen Myokardinfarkt bot. Aber auch ein 56jähriger Mann sei erwähnt, der beim Verlassen des aus anderweitigen Gründen betretenen Arztuntersuchungszimmers tot zusammenbrach und bei dem ebenfalls ein schon makroskopisch sichtbarer frischer Infarkt vorlag.

Graybiel und Mc.Farland (1940) erwähnen einen Flugzeugführer, bei dem anläßlich laufender elektrokardiographischer Pflichtuntersuchungen ein frischer Infarkt ohne jegliche Beeinträchtigung des Allgemeinbefindens entdeckt worden ist.

Dem stummen Infarkt wird im Schrifttum eine gute *Prognose* zugesprochen. Auch Infarkte mit milderen Schmerzerscheinungen sollen bessere Überlebensaussichten bieten als solche mit starken (Feil, 1964 u. a.). Ähnlich soll es sich mit den Prodromen in Form einer Angina pectoris verhalten (Sievers, 1963; Kuller, 1969 u. a.). Friedmann u. Mitarb. (1965) fanden jedoch, daß die Letalität der Kranken mit „stummer" Vorgeschichte fast so groß ist wie bei vorangegangener Stenokardie. Nach Hueber (1962) ist das klinische Bild und die Prognose des Infarktes wesentlich von dessen Größe und Ausdehnung, von der Lokalisation und von der Geschwindigkeit des Ablaufes der Entstehung abhängig. Auch das Alter des Patienten spielt dabei eine große Rolle (u. a. Biörck, 1968), aber das Entscheidende ist eine genügende Anzahl funktionierender interkoronarer Anastomosen, die im Augenblick des teilweisen oder vollständigen Gefäßverschlusses eine genügende Blutversorgung garantieren. Hinzukommt das

Ausmaß der Beeinträchtigung des Systemblutdruckes, da die vis a tergo für die Koronarversorgung verständlicherweise ebenfalls eine dominierende Rolle spielt.

Bis auf die plötzlichen Todesfälle, denen nahezu immer ein ausgeprägter transmuraler Infarkt zugrunde liegt, scheint zuzutreffen, daß bei „stummen" Infarkten günstigere Lebensaussichten gegeben sind. Sie verlaufen ja zumeist völlig unbemerkt für die Betroffenen, die eine Ausheilung unter körperlicher Belastung überleben! Mitunter lassen sie sich erst durch später auftretende Komplikationen (Herzinsuffizienz, Thromboembolien u. a.) retrospektiv erfassen.

Sinn dieser Übersicht sollte sein darzulegen, daß es in einem beträchtlichen Prozentsatz klinisch nicht erkannte Infarkte gibt. In Kenntnis atypischer und stummer Verlaufsformen soll diesen erhöhte Aufmerksamkeit und gründliche diagnostische Bemühungen gewidmet werden, um deren Anzahl einzuschränken und die Prognose der Betroffenen zu verbessern.

Literatur

Anschütz, F.: Symptomatologie und Therapie des Schmerzes in der inneren Medizin unter besonderer Berücksichtigung der Angina pectoris. Hippokrates **39**, 170 (1968).

Aspenström, G.: Undiagnosed myocardial infarctions. Nord. Med. **52**, 1266 (1954).

Babey, W. B.: Painless acute infarction of the heart. New Engl. J. Med. **220**, 441 (1939).

Bear, S., Frankel, H.: Studies in acute myocardial infarction. Ann. intern. Med. **20**, 108 (1944).

Behrmann, J. H., Hipp, H. R., Heyer, H. E.: Pain patterns in acute myocardial infarction. Amer. J. Med. **9**, 156 (1950).

Biörck, G.: The biology of myocardial infarction. Circulation **37**, 1071 (1968).

Bockel, P.: Zur Klinik des Herzinfarktes. Dtsch. med. Wschr. **81**, 871 (1956).

Boyd, L. J., Werblow, S. C.: Coronary thrombosis without pain. Amer. J. med. Sci. **194**, 814 (1937).

Brandes, H.: Über die Häufigkeit und Ursachen des atypischen und schmerzlosen Myokardinfarktes. Untersuchungen an 905 ausgewählten Krankengeschichten. Med. Inaugural-Dissertation Heidelberg 1969.

13

Brinkmann, E.: Atypische Verlaufsformen des Herzinfarktes und ihre diagnostische Bedeutung. Med. Klin. **49**, 1717 (1954).

Bruenn, H.G., Turner, K.B., Jaffe, H.L., Levy, R.L.: Notes on cardiac pain and coronary disease. Amer. Heart J. **11**, 34 (1936).

Chambers, W.N.: Acute myocardial infarction study of 100 consecutive cases. New Engl. J. Med. **235**, 347 (1946).

Davis, N.S.: Coronary thrombosis without pain. J. Amer. med. Ass. **98**, 1806 (1932).

Doerr, W.: Plötzlicher Herztod – Morphologische Aspekte. Verh. dtsch. Ges. inn. Med. **78**, 944 (1972).

Fagin, D., Chapnick, H.A.: Clinical patterns of myocardial infarction in ambulant patients. Ann. intern. Med. **32**, 342 (1950).

Feil, H.: Coronary heart disease. Springfield/Ill.: Thomas 1964.

Fisher, R.L., Zukermann, M.: Coronary thrombosis. J. Amer. med. Ass. **131**, 385 (1946).

Friedberg, Ch.K.: Erkrankungen des Herzens. Stuttgart: Thieme 1959.

Friedmann, M., Steim, H., Emmerich, J., Reindell, H.: Der Herzinfarkt in ätiologischer und katamnestischer Sicht. Dtsch. Arch. klin. Med. **211**, 261 (1965).

Gallavardin, L., Gravier, L.: Formes cliniques de l'infarctus du myocarde. Ann. Med. **20**, 161 (1926).

Gillmann, H.: Untersuchungen zur Diagnose und Prognose des Herzinfarktes. Cardiologica **26**, 235 (1955).

Gillmann, H.: Myokardinfarkt. In: Innere Medizin in Praxis und Klinik. (V.H. Hornbostel, W. Kaufmann, W. Siegenthaler, Hrsg.). Stuttgart: Thieme 1973.

Gorham, L.W., Martin, S.J.: Coronary occlusion with and without pain. Arch. intern. Med. **62**, 821 (1938).

Graybiel, A., McFarland, R.A.: Myocardial infarction in a young aviator. A case report, illustrating the value of „routine" electrocardiography in the examination of pilots. J. Aviat. Med. **11**, 75 (1940).

Harrison, C.E., Spittell, J.A., Mankin, H.T.: Sudden arterial occlusion a clue to silent myocardial infarction. Proc. Mayo Clin. **37**, 293 (1962).

Hauss, W.H.: Klinische Definition des Begriffes Myokardinfarkt. Colloquium über Koronarthrombose und Myokardinfarkt 29. 5. 1964 Bochum.

Hering, H.E.: Der Sekundenherztod mit besonderer Berücksichtigung des Herzkammerflimmerns. Berlin: Springer 1917.

Katzschmann, R., Passold, D., Trenckmann, H.: Klinisch nicht erkannte Myokardinfarkte. Ber. Sekt. Inn. Med. **4**, 253 (1966)

Kennedy, J.A.: The incidence of myocardial infarction without pain in 200 autopsied cases. Amer. Heart J. **14**, 703 (1937).

Kenter, H., Zens, M., Hasenohr, M.: Katamnestische Beobachtungen bei Herzinfarkt. Münch. med. Wschr. **105**, 1797 (1963).

Kugel, M.A.: Clinical significance of pain in acute coronary occlusion with myocardial infarction. J. Mt Sinai Hosp. **12**, 422 (1945).

Kuller, L.: Sudden death in arteriosclerotic heart disease. Amer. J. Cardiol. **24**, 617 (1969).

Landmann, M.E., Anhalt, H.S., Angrist, A.: Asymptomatic myocardial infarction. Arch. intern. Med. **83**, 665 (1949).

Levine, A.S., Rosenbaum, F.F.: Prognostic value of various clinical and electro-cardiographic features of acute myocardial infarction: Immediate prognosis. Arch. intern. Med. **68**, 913 (1941).

Liebeling, G.: Die klinische Diagnostik des Myokardinfarktes aus der Sicht des Obduzenten. Dtsch. Gesundh.-Wes. **22**, 1751 (1967).

Lindberg, H.A., Berkson, D.M., Stamler, J., Poindexter, A.: Totally asymptomatic myocardial infarction: An estimate of its incidence in the living population. Arch. intern. Med. **106**, 628 (1960).

Marchand, W.E.: Occurence of painless myocardial infarction in psychotic patients. New Engl. J. Med. **253**, 51 (1955).

Master, A.M., Dack, S., Jaffe, H.L.: Postoperative coronary artery occlusion. J. Amer. med. Ass. **110**, 1415 (1938).

Melichar, F., Jedlicka, V., Havlik, L.: A study of undiagnosed myocardial infarctions. Acta med. scand. **174**, 761 (1963).

Mintz, S.S., Katz, L.N.: Recent myocardial infarction. Analysis of 572 cases. Arch. intern. Med. **80**, 205 (1947).

Misske, B.: Zur Klinik des Myokardinfarktes. Verh. dtsch. Ges. inn. Med. **43**, 347 (1931).

Mörl, H.: Über den Myokardinfarkt. Virch. Arch. path. Anat. **337**, 383 (1964).

Mörl, H.: Über die sog. stummen Myokardinfarkte. Münch. med. Wschr. **107**, 2526 (1965).

Mörl, H., Haupt, V.: Zur Häufigkeitszunahme der schweren Atherosklerose. Zbl. allg. Path. path. Anat. **115**, 579 (1972).

Morawitz, P., Hochrein, M.: Zur Diagnose und Behandlung der Koronarsklerose. Münch. med. Wschr. **75**, 17 (1928).

Nüssel, E., Kirschner, H.G.: Epidemiologie der koronaren Herzkrankheit. Med. Welt **24**, 1931 (1973).

Plotz, M.: Coronary heart disease. New York: Hoeber-Hasper & Broth 1957.

Pollard, H.M., Harvill, T.H.: Painless myocardial infarction. Amer. J. med. Sci. **199**, 628 (1940).

Rogers, F.B.: Painless myocardial infarction. US armed Forces med. J. **4**, 533 (1953).

Roseman, M. D.: Painless myocardial infarctions: a review of the literature and analysis of 220 cases. Ann. intern. Med. **41**, 1 (1954).

Rosenman, R. H., Friedman, M., Jenkins, D., Straus, R., Wurm, M., Kositschek, R.: Clinically unrecognized myocardial infarction in the western collaborative group study. Amer. J. Cardiol. **19**, 776 (1967).

Schnebli, M.: Zur Klinik des Herzinfarktes. Cardiologica **26**, 129 (1955).

Schweizer, W.: Der unerkannte Myokardinfarkt. Praxis **57**, 939 (1968).

Sievers, J.: Myocardial infarction. Acta med. scand. Suppl. 175 (1963).

Stokes, J., Dawber, T. R.: The ,,Silent Coronary", the frequency and clinical characteristics of unrecognizes myocardial infarction in the Framingham study. Ann. intern. Med. **50**, 1359 (1959).

Straube, K. H.: Über zu spät und nicht erkannte Herzinfarkte. Z. ges. inn. Med. **9**, 1163 (1954).

Strond, W. D., Wagner, J. A.: Silent or atypical coronary occlusion. Ann. intern. Med. **15**, 25 (1941).

Uhlenbruck, P., Land, H.: Der stumme Herzinfarkt. Landarzt **43**, 1158 (1967).

Wearn, J.: Thrombosis of the coronary arteries, with infarction of the heart. Amer. J. med. Sci. **165**, 250 (1923).

Willius, F. A., Brown, G. E.: Coronary sclerosis, An analysis of eighty six necropsies. Amer. J. med. Sci. **168**, 165 (1924).

Wollheim, E.: Herzinfarkt und Angina pectoris. Dtsch. med. Wschr. **57**, 617 (1931).

Yoshtoshi: Jap. Heart J. **5/6**, 497 (1964).

II. Zur Epidemiologie und Pathogenese der allgemeinen Atherosklerose, der Koronarsklerose und des Myokardinfarktes

Die Tatsache, daß noch am Anfang dieses Jahrhunderts der Myokardinfarkt eine beinahe unbekannte Erkrankung war, löst auch heute noch bei vielen Uneingeweihten Erstaunen aus. Umso eindrucksvoller bekundet sich auch hier der überall spürbare Panoramawandel innerhalb der Erkrankungen der zivilisierten Menschheit im vergangenen halben Jahrhundert.

Heutzutage ist der Infarkt wohl den meisten Menschen, nicht nur dem Arzt, bekannt und allgegenwärtig, daß er als eine „moderne Geißel" der menschlichen Gesellschaft angesehen werden kann. Umso überraschender mutet daher die Feststellung an, daß noch in den ersten beiden Jahrzehnten dieses Jahrhunderts der Infarkt in den führenden deutschen Lehrbüchern der Herz-Kreislauferkrankungen zumeist nur nebensächlich und beiläufig Erwähnung fand. So nennt noch Romberg (1921) den Myokardinfarkt eine intra vitam schwer diagnostizierbare Erkrankung.

Erst Mitte der 30er Jahre fand der Myokardinfarkt zunehmende Verbreitung und Erkennung. Dazu trugen die durch den Infarkt hervorgerufenen elektrokardiographischen Veränderungen (Pardee, 1920), die Einführung der Brustwandableitungen in der Elektrokardiographie (Wilson u. Mitarb. ab 1930) sowie die empirisch durch Korrelation von elektrokardiographischen Zeichen und morphologisch bestimmten Ausfall ermittelte Infarktlokalisation bei (Fenichel u. Kugell, 1931; Wilson u. Mitarb., 1933; Büchner u. Mitarb., 1935). Die erste deutschsprachige Monographie über den Myokardinfarkt erschien 1937 von M. Hochrein.

1. Inzidenz

Laut Mitteilung des Statistischen Bundesamtes der BRD 1973 starben in diesem Jahr 112956 Menschen an einem Herzinfarkt, nach Schettler (1974) bedeutet dies eine Erkrankungszahl zwischen 500000 und 600000. 40% der Todesfälle betreffen dabei die Altersklassen zwischen 35 und 64, also die noch aktiv arbeitenden Menschen. Nach dem Statistischen Jahrbuch der DDR 1971 starben im Jahre 1969 insgesamt 243732 Menschen. Davon entfallen über 52% auf Herz-Kreislaufkrankheiten einschließlich zerebrovaskulärer Erkrankungen.

Blohmke u. Mitarb. (1968) gaben für die Jahre 1952–1962 in der BRD einen Anstieg der Sterbehäufigkeit an Herz-Kreislaufkrankheiten der Männer zwischen 45 und 65 Jahren um 61,9% an. 1924 bis 1926 betrug der prozentuale Anteil der Herz-Kreislaufkrankheiten an der Gesamtsterblichkeit 14,8%, 1961 bereits 41,1% (Heyden, 1969). Nach Bernsheimer (1965) weisen die Unterlagen des Statistischen Amtes aus, daß von 1876 bis 1960 die Zahl der tödlich verlaufenden Herz- und Gefäßkrankheiten auf mehr als das Doppelte angestiegen ist, und zwar von 19,1% auf 42,2%. Für das Land Schleswig-Holstein erbrachte er eindrucksvolle Zahlen: Im Jahre 1950 wurden 606 Sterbefälle durch Erkrankungen der Herzkranzgefäße registriert. 1955 waren es bereits 1382, im Jahre 1960 2920 Todesfälle und im Jahre 1962 stieg die Sterbezahl an Koronarerkrankungen auf 3030 an, also auf ungefähr das Fünffache des Wertes von 1950. Gottstein (1973) führte an, daß von 1932–66 in Deutschland die Sterblichkeit an Herzgefäßkrankheiten bei den Männern unter 60 Jahren um das Achtfache zugenommen hat. Die Zahlen des Statistischen Bundesamtes zeigen, daß 1952 in der BRD im Alter von 40–45 Jahren etwa 400 Männer den Koronartod starben, 1966 waren es 1500. 1952 starben von den 50–53jährigen Männern etwa 1500, 1966 waren es 5000. Den weiter anhaltenden Trend vermittelt die Abb. 1.

Schinz und Reich (1955) wiesen für die erste Hälfte des jetzigen Jahrhunderts in der Schweiz eine statistisch gesicherte, weitaus häufigere Atherosklerosesterblichkeit als im 19. Jahrhundert nach. Nach Löffler und Schnebli (1955) war in den 20er Jahren in der Züricher Klinik der Infarkt eine Seltenheit. Dasselbe berichtete Schettler (1964) von den deutschen Kliniken.

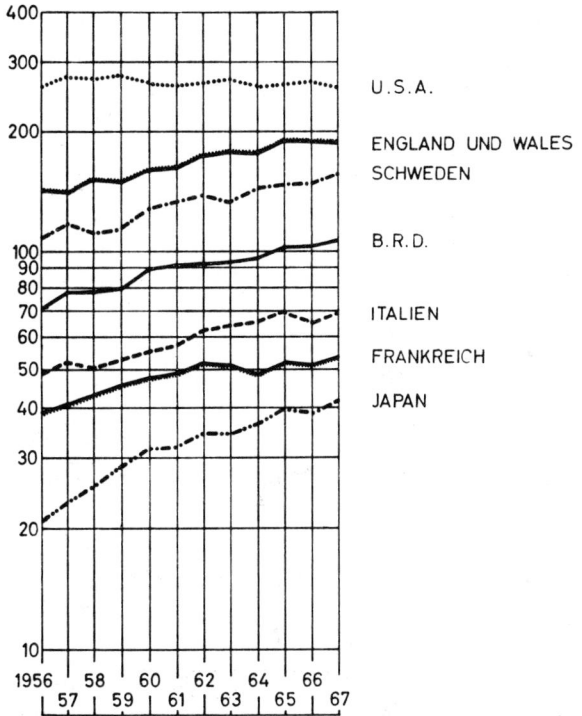

Abb. 1. Standardisierte Sterbeziffern der koronaren Herzkrankheit in verschiedenen Ländern (nach Schettler, 1974)

Schnebli (1957) konnte eine absolute Zunahme des Myokardinfarktes innerhalb des Patientengutes der Züricher Klinik, unabhängig von der Diagnostik als auch eine relative Zunahme auf Grund der verbesserten Diagnostik, nachweisen. Gleiches ergeben Untersuchungen von Seifert und Ullmann (1967) aus der Medizinischen Klinik in Schwerin. Im selben Sinne sprechen die Zahlenangaben von P. D. White (1926) aus dem Massachusetts General Hospital: In den Jahren 1879 bis 1884 wurden 5 Fälle, 1909–1914 54 Fälle und 1919 bis 1924 135 Fälle von Angina pectoris und Koronarthrombose festgestellt. Nach Friedberg (1959) erhöhte sich die ungefähre Mortalitätsfrequenz der Koronarerkrankungen in den USA von 7,9 pro Einhunderttausend im

19

Jahre 1930 auf 23,1 im Jahre 1935 und im Jahre 1940 auf 71,4, schließlich 1952 auf 226,1.

Aus den Niederlanden teilt de Haas (1964) mit, daß Männer zwischen 40 und 70 Jahren 30–50% (in Abhängigkeit vom Alter) kardiovaskuläre Erkrankungen, Frauen 20–50% in der Totalmortalität aufweisen, wobei die ischämische Herzkrankheit zwei Drittel (Frauen 20–40%) der kardio-vaskulären Erkrankungen einnahm. Bei Männern über 50 Jahre betrug die ischämische Herzkrankheit ein Viertel der Gesamtsterblichkeit, bei den Frauen ein Fünftel. Damit ist die ischämische Herzkrankheit die wichtigste Gruppe innerhalb der kardio-vaskulären Erkrankungen und hauptverantwortlich für die Zunahme der gesamten kardio-vaskulären Erkrankungen. Beim Vergleich mit verschiedenen Ländern zeigte sich, daß bei Männern in Westeuropa 60–70% der Todesursachen aller kardio-vaskulären Erkrankungen von der ischämischen Herzkrankheit gestellt werden (Frauen 20–50%), in den USA 70% (Frauen 30–55%), wobei die Prozentsätze mit dem Alter ansteigen. Die ischämische Herzkrankheit betrug in Westeuropa bei Männern im Alter von 45–75 Jahren 30% der Gesamtmortalität (Frauen 10–20%), in den USA 40% (Frauen 25%). Somit haben die USA die höchste Todesrate an ischämischer Herzkrankheit, kurz gefolgt von Finnland und Schottland, dann kommen England und Wales, die übrigen skandinavischen Länder und danach die Niederlande.

Nach Angaben von Heyden (1969) kamen aus Dänemark, Finnland und Schweden erstmalig Berichte, daß die Zahlen der Infarktquoten gegenüber den Vorjahren nicht weiter angestiegen seien. In den USA wurde 1966 zum ersten Mal von einem Plateau gesprochen, und in England hatten die Todesfälle an Koronargefäßkrankheiten 1965 zahlenmäßig den Höchststand erreicht. Sie umfaßten mehr als ein Fünftel aller Todesfälle. Nach der neuesten Statistik der Weltgesundheitsorganisation über die standardisierten Sterbeziffern an Krankheiten der Herzkranzgefäße liegen die USA weiterhin an der Spitze (Schimpf, 1972). Seit 1956 waren die Zahlen in den USA durchaus konstant geblieben, in den westeuropäischen Ländern dagegen und Japan stiegen sie kontinuierlich an. Das veranschaulicht die Abb. 2, die einer Arbeit von Schettler (1974) entnommen ist, in übersichtlicher Weise.

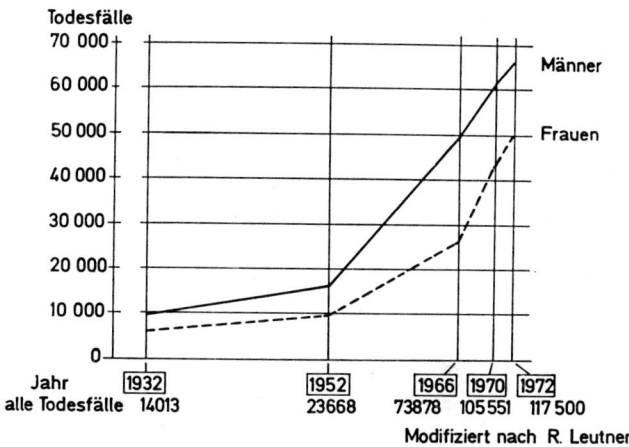

Modifiziert nach R. Leutner

Abb. 2. Demonstriert den sprunghaften Anstieg der Myokardinfarkte mit der Normalisierung der Ernährungsverhältnisse in der Bundesrepublik seit 1948 (nach Schettler, 1974)

Das für die BRD erstmalig von Nüssel und Hehl (1972) im Stadt- und Landkreis Heidelberg festgestellte Gefälle haben wir in übereinstimmender Weise für die Großstadt Leipzig und Umgebung ebenfalls erfassen können (Mörl u. Haupt, 1972).
In Schweden starben nach Vedin u. Mitarb. (1972) im Alter von 50–54 Jahren 43% der Männer an verschiedenen kardio-vaskulären Krankheiten, zwischen 60 und 64 Jahren 53% und im Alter von etwa 75 Jahren 60%. Bei Frauen unter 65 Jahren liegt der kardiovaskuläre Anteil der Gesamtmortalität 10–15% unter dem der Männer, erreicht aber in höheren Altersgruppen allmählich die gleichen Werte. Koronarerkrankungen und ischämische Herzerkrankungen verursachen etwa zwei Drittel der kardiovaskulären Mortalität bei Männern und etwa ein Drittel bei Frauen im Alter von etwa 55 Jahren. Bei zunehmendem Alter bleibt die Koronarerkrankungsquote bei Männern verhältnismäßig unverändert, während sie bei Frauen ansteigt und bei 75jährigen 55% beträgt. Die Pan American Health Organization (WHO-Chronicle 23/8 (1969), 345) organisierte in den Jahren 1962–1964 eine Analyse der Todesursachen in 10 lateinamerikanischen Städten sowie in San Franzisko (USA) und in Bristol (England), die es ermöglichte, städtische Populationen zu vergleichen und eine

21

annähernde Angabe der Prävalenz zu geben. Folgende Ergebnisse seien daraus zitiert:

1. Atherosklerose und degenerative Herzerkrankungen sind in den industrialisierten Ländern die wichtigste Todesursache bei Männern (etwa 53%).
2. In der Mortalität gibt es erhebliche Unterschiede zwischen den einzelnen Ländern.

Die Koronarsklerose, die nur eine Standortvariante der allgemeinen Atherosklerose darstellt (Holle, 1968; Mörl, 1971), ist nach einer adhoc-Untersuchung von Zschoch und Schönfelder (1967) an 1599 Leichenherzen in 95,6% bei Männern und in 86% bei Frauen vorhanden. Beim Infarkt ist sie nach anderen (Feil, 1964; Franke, 1965) und eigenen Erhebungen an einem umfangreichen pathologisch-anatomischen Untersuchungsgut (Mörl, 1964; Mörl, u. Haupt, 1972) in über 95% ursächlich nachweisbar. Es darf darauf aufmerksam gemacht werden, daß in Leipzig eine hohe Sektionsfrequenz von 85–90% aller Verstorbenen besteht, womit der Aussagewert gegenüber weniger sektionsfreudigen Ländern bedeutend höher ist. Wichtig ist in diesem Zusammenhang zu wissen, daß nach Feststellungen Barmeyers (1971) bei einer hochgradigen stenosierenden Koronarsklerose die mittlere relative Koronarkapazität (ccm/100 g Myokard) auf fast die Hälfte reduziert ist, wobei die kritische Durchflußgröße bei 60% der Norm zu liegen scheint.

Die Angabe, daß die sogenannte ischämische Herzkrankheit in jüngeren und mittleren Jahrgängen zugenommen hat (u. a. Schettler, 1966; Vollmar u. Mitarb., 1971; Storch u. Mitarb., 1971), konnten wir in unseren pathologisch-anatomischen Studien nicht bestätigen.

Das von Hochrein und Schleicher (1959, 1968) für die letzten 30 Jahre herausgestellte klinische Phänomen der Antizipation kam bei der Zusammensetzung unseres Sektionsmaterials nicht zum Ausdruck. Sicherlich spielt dabei die Miterfassung alter und rekurrierender Infarkte eine Rolle, denn bei den von Goder (1960) aus unserem Institut bearbeiteten akut tödlichen Myokardinfarkten der Jahre 1920–1957 kam diese Tendenz deutlich zum Vorschein.

Nüssel und Kirschner (1973) stellten interessanterweise fest, daß der Erstinfarkt bei den in der Stadt wohnenden Männern in jüngere Jahrgänge vorverlegt wäre, wie der Vergleich der Inzidenzraten mit auf dem Lande wohnenden Männern zeigte.

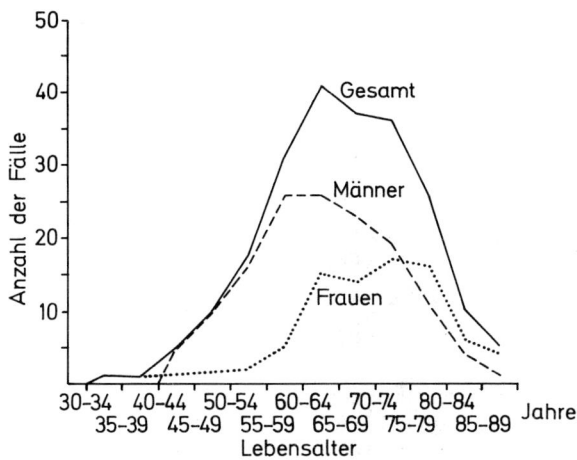

Abb. 3. Altersverteilung (gesamt und nach Geschlechtern getrennt) von 221 Fällen von Myokardinfarkt in den Jahren 1930–1939 (Mörl, 1964)

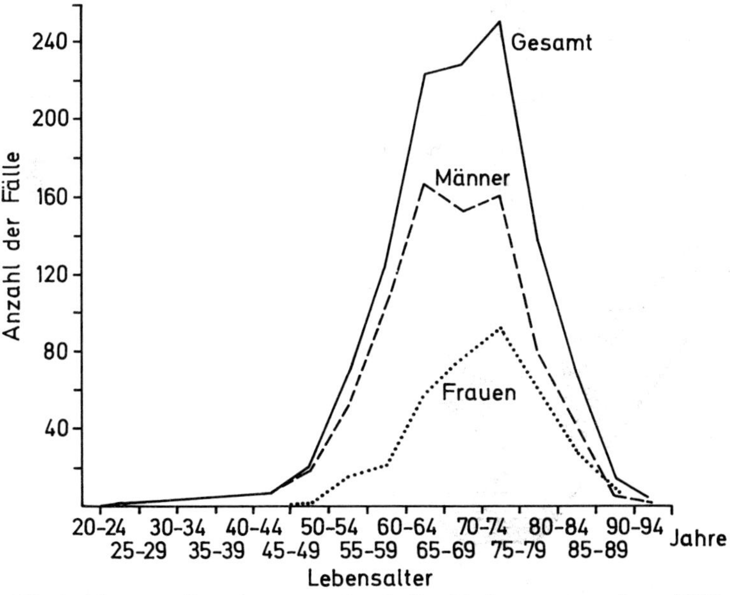

Abb. 4. Altersverteilung (gesamt und nach Geschlechtern getrennt) von 1155 Fällen von Myokardinfarkt in den Jahren 1953–1962 (Mörl, 1964)

23

Der Altersgipfel des eigenen Untersuchungsgutes von 221 Infarkten der Jahre 1930–1939 lag zwischen 60 und 64 Jahren, desgleichen der von 1155 Infarkten der Jahre 1953–1962, doch führte ein steter Anstieg bis zu einem höheren Gipfel zwischen 70 und 74 Jahren (Abb. 3, 4). Bis 1966 hat bei weiterem Ansteigen der Infarkte keine wesentliche Änderung in der Alterszusammensetzung stattgefunden (Abb. 5). Dafür ist im wesentlichen eine eindeutige Verschiebung der Altersgrenze unseres Sektionsgutes nach oben in diesem Zeitraum verantwortlich, die sich in der Zusammensetzung der Altersgruppen der 60 bis 70jährigen offenbart (1930–1939 = 24,35%; 1953–1962 = 30,12%). Noch deutlicher tritt der Altersanstieg bei den über 71jährigen in Erscheinung, bei denen eine Steigerung von 21,12% auf 31,05% erfolgte. Die sog. jugendlichen Myokardinfarkte enden offenbar seltener tödlich (Moll u. Hamacher, 1962; Storch u. Mitarb., 1971; Herbinger, 1971), denn klinischerseits hat man nachweislich eine Zunahme des Myokardinfarktes in den jüngeren Jahrgängen,

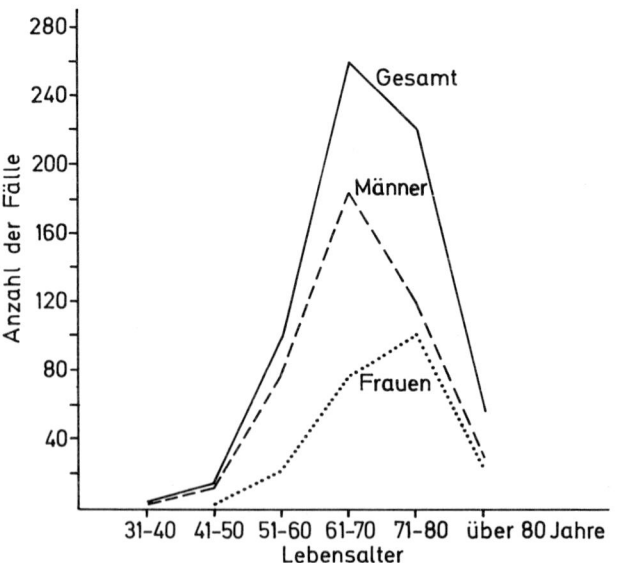

Abb. 5. Altersverteilung (gesamt und nach Geschlechtern getrennt) von 1603 Fällen von Myokardinfarkt in den Jahren 1962–1966 (Mörl u. Haupt, 1972)

d. h., die klinischen Fälle sind linksverschoben, nicht jedoch die pathologisch-anatomischen.

Hier ist es auch angezeigt, einen Hinweis auf den sog. „plötzlichen Herztod" zu bringen. Wird dieser als sofort eingetretener oder innerhalb 1 Std vom Beginn der Symptome an eingetretener Tod definiert, so sind 80–90% der plötzlichen Todesfälle einer Erkrankung des Herz-Kreislauf-Systems zuzuordnen („Sekundenherztod"), etwa 90% davon einer koronaren Herzkrankheit (Blömer, 1973). Der plötzliche Tod als Folge einer koronaren Herzkrankheit tritt bei einem hohen Prozentsatz von Patienten unerwartet ein, d. h. ohne daß vorherige Zeichen dieser Krankheit vorlagen. So stellt der plötzliche Tod bei etwa 25–30% der betroffenen Patienten die erste Manifestation der koronaren Herzkrankheit dar. Nach einer neuesten Studie von Simon und Alonzo (1973) hatten von 138 nichthospitalisierten, eines plötzlichen Herztodes verstorbenen 57% zwar eine Herzanamnese und in 65% praemonitorische Symptome, jedoch nur in 22% einen Brustschmerz. Kannel (1973) entnimmt den Beobachtungen der Framingham-Studie, daß der plötzliche Tod bei Menschen mit erhöhtem Risiko für Koronarleiden und bei Patienten, die einen Infarkt mit begleitender Angina hatten, viermal so häufig ist wie in der Durchschnittsbevölkerung.

2. Risikofaktoren

Titus u. Mitarb. (1973) berichteten in einer klinisch-pathologischen Vergleichsstudie der Mayo-Klinik von 349 Fällen von plötzlichem unerwartetem Tod als die Initialmanifestation einer koronaren Herzkrankheit bezüglich der begünstigenden Momente folgendes: Einer oder mehrere der Risikofaktoren Rauchen, Hypertension, Fettsucht und Diabetes waren in 88% der Fälle vorhanden. Rauchen war bei den Männern, die Hypertension war bei den Frauen überwiegend. Eine schwere Koronararterienerkrankung lag bei allen vor. Interessanterweise wurden nur in 18% Thromben gefunden, assoziiert vor allem mit dem Rauchen. Schettler (1974) wies in dem Heidelberger klinischen Krankengut die gleiche Reihenfolge nach, nämlich in der Mehrzahl die Raucher, dann in 68% Fettstoffwechselstörungen, in 25% Hypertonie und in 9% Diabetes.

25

Nach Feststellung Heydens (1974) aus dem sog. Pooling-Project zeigt das Zigarettenrauchen eine von anderen Risikofaktoren unabhängige Auswirkung auf alle Manifestationen der ischämischen Herzerkrankung, inklusive plötzlichem Herztod. Der letztere traf z. B. in Framingham 5× häufiger Kettenraucher als Nichtraucher.

Nüssel und Höpker (1973) stellten in einer Faktorenanalyse noch einmal das hohe Maß an Eigenständigkeit des Rauchens heraus. Besonders enge Beziehungen des Nikotinabusus fanden sie allerdings mit den Gefäßbefunden an der Femoralis.

Infarkte zwischen 30 und 35 Jahren sind heute keine ausgesprochene Seltenheit mehr, wie jeder klinisch Tätige nur zu gut weiß. Von dem sog. „jugendlichen" Myokardinfarkt werden nahezu ausschließlich junge *Männer* befallen (Moll u. Hamacher, 1962, 1967; Mensen, 1964). Sofern keine besonderen prädisponierenden Krankheiten vorliegen und ein normaler Zyklus besteht, zählte der Herzmuskelinfarkt bisher bei Frauen vor der Menopause zu einer absoluten Seltenheit (Barr, 1957; Sievers, 1963; Dörken, 1967; Kühns u. Mitarb., 1967; Hild, 1969). Die weiblichen Sexualhormone haben eine gefäßwandschützende Wirkung, die sich nach Schettler (1971) offensichtlich auf Gerinnungsvorgänge bezieht. Der praktisch experimentelle Nachweis dafür wurde von Oliver und Boyd (1961) erbracht, die bei frühzeitig beidseitig ovariektomierten Frauen häufiger Myokardinfarkte beobachteten. Nach den Feststellungen von Schettler (1971) hat sich dieses Bild in letzter Zeit dadurch verändert, daß Myokardinfarkte bei normal menstruierenden Frauen immer häufiger zu finden sind. Nahezu alle diese Frauen waren starke Zigarettenraucher, und es steht heute fest, daß dieser Risikofaktor die stärkste Penetranz hat. Er durchbricht also den biologischen Schutz der weiblichen Sexualhormone und bedeutet darüberhinaus eine enorme Steigerung des Risikos, vor allem bei Menschen mit mehrfachen Risikofaktoren. Aber auch als einziger Risikofaktor hat das Zigarettenrauchen eine eminente Bedeutung. Ergebnisse der Heidelberger Infarktstudie (Schettler, 1974) zeigten, daß nahezu alle jene normal menstruierenden Frauen mit Myokardinfarkten Zigarettenraucherinnen gewesen sind.

Die offensichtliche Zunahme des sog. „jugendlichen" Myokardinfarktes verdeutlichen folgende Zahlenangaben:

In einem Sanatorium der LVA Niedersachsens war z. B. 1958 jeder 30. Patient mit einem Infarkt unter 40 Jahre alt, 1966 dagegen jeder zehnte. Bei 1500 Infarkt-Patienten eines süddeutschen LVA-Sanatoriums sank das Durchschnittsalter von 1962–1965 von 54,6 auf 50,8 Jahre. Der Anteil der unter 40jährigen nahm im Infarktkrankengut sozialversicherter Rehabilitanden in 10 Jahren um mehr als das Sechsfache zu (Brüggemann, 1969).

Bei der Analyse der Altersverteilung der Atherosklerose bei 9731 Obduktionen 14 deutscher pathologischer Institute durch Schoenmackers (1967) sieht man, daß sie bei beiden Geschlechtern schon im 20. Lebensjahr auftritt und dann mit zunehmendem Alter häufiger wird. Dieselbe Feststellung wurde von Moccetti 1966 getroffen. Hinweise darauf erfolgten bereits durch Sektionen junger Soldaten im ersten (Rössle, 1919) und im zweiten Weltkrieg (Meesen, 1944; Moritz u. Zamscherk, 1946; Uehlinger u. Wuhrmann, 1947; Bredt, 1949) sowie im Koreakrieg (Enos u. Mitarb., 1953). Letztere Autoren fanden bei diesen durchschnittlich 22 Jahre alten Soldaten in 77,3% eine bereits makroskopisch erkennbare Koronarsklerose. Aber nur 10% dieser Gruppe zeigten ein fortgeschrittenes Stadium mit einer mehr als 70%igen Verlegung des Lumens eines größeren Herzkranzgefäßes. Im Gegensatz dazu ist nach mündlicher Auskunft einer nordkoreanischen Kardiologin der Infarkt bei Nordkoreanern nahezu unbekannt. Sie selbst hat in einer 13jährigen ausschließlich kardiologischen Tätigkeit nur 2 Infarkte gesehen, davon einen bei einem General.

Im Sektionsgut des Züricher Pathologischen Institutes haben sich die Fälle mit schwerer Koronarsklerose innerhalb von 18 Jahren mehr als verdoppelt (Uehlinger, 1967). In den Zeiträumen von 1953/55 und 1963/65 war im Obduktionsgut des Pathologischen Institutes Erfurt ebenfalls eine signifikante Zunahme der Koronarsklerose zu verzeichnen, die besonders die unteren Altersgruppen betraf (Vollmar u. Mitarb., 1971). Eine Zunahme der relativen Häufigkeit der Myokardinfarkte fand sich jedoch nicht (Vollmar u. Mitarb. II. Mitt., 1971).

In unserer ersten pathologisch-anatomischen Leipziger-Studie konnten wir bei einem Vergleich der Häufigkeit der Infarkte in den Jahren 1930–1939 und 1953–1962 bei über 20jährigen eine Zunahme von 3,23% auf 6,95% nachweisen. Der durchschnittlich 10 Jahre frühere Befall von Männern zeigte sich — wie anderorts — auch in unserem Untersuchungsmaterial. Die geschlechtsspezifischen Unterschiede bei dieser Erkrankung sind inzwischen allgemeinärztliches Erfahrungsgut geworden. In der zweiten Untersuchung bis einschließlich 1966 ließ sich eine weitere Steigerung auf 12% erfassen. Es handelte sich hierbei um die Gesamtzahl der Infarkte, also sowohl frische wie alte und auch rekurrierende. Diese Feststellung wurde im Rahmen einer umfassenden Untersuchung über die Atherosklerose getroffen, die sich im wesentlichen auf ihre Auswirkungen wie Hirnerweichungen und -blutungen, Myokardinfarkte, Aneurysmen, Aneurysmata dissecantia und periphere Durchblutungsstörungen bezog. Der dabei erfaßte zahlenmäßige Anstieg der schweren, klinisch durch Komplikationen in Erscheinung getretenen Atherosklerosen von 12,6 auf 20,3% ist statistisch hochsignifikant. Es handelt sich ausschließlich um Fälle, bei denen starke atherosklerotische Stenosen, Ulzerationen und Verkalkungen vorlagen und darüberhinaus eine Durchblutungsstörung am entsprechenden Erfolgsorgan ausweisen.

Einzelheiten sind den Tabellen 2–6 zu entnehmen.

Nach der unterschiedlichen Verteilung auf die einzelnen Gefäßprovinzen wurden vier Gruppen gebildet:

1. Schwerer Befall der Aorta und ihrer großen abgehenden Gefäße, unabhängig von der Beteiligung der Koronar- und Hirngefäße.

2. Schwere Koronarsklerosen bei sonst geringer oder mittelgradiger allgemeiner Atherosklerose.

3. Isolierte schwere Atherosklerose der Hirnbasisarterien.

4. Kombination schwerer Koronar- und Hirnbasisatherosklerose.

Die echte Häufigkeitszunahme atherosklerotischer Gefäßerkrankungen ist in erster Linie auf die beträchtlich höhere Lebenserwartung der heutigen zivilisierten Menschheit zu beziehen. Bekanntlich ist diese in den letzten 100 Jahren um das Doppelte gestiegen. Heyden (1969) hingegen möchte überzeugen, daß nur 24% der Infarktmortalität durch die Altersverteilung, dagegen 75% durch eine Zunahme verschiedener Risikofaktoren bedingt sei. Besonders bemerkenswert ist der auffällige Anstieg der isolierten Koronarsklerose bei beiden Geschlechtern. Auch nach Zschoch (1966) hat die schwere allgemeine Atherosklerose deutlich zugenommen; sie ist jedoch nicht in dem

Tabelle 2. Absolute und relative Anzahl der Fälle mit schwerer Atherosklerose der Jahre 1927 bis 1936 und 1962 bis 1966 (gesamt und nach Geschlechtern getrennt)

Jahre	Sektionen über 20 Jahre	davon		lochkartenmäßig erfaßte Atherosklerosefälle		Gesamt
		männlich	weiblich	männlich	weiblich	
1927 bis 1936	6286	3302	2984	407 (12,3%)	383 (12,8%)	790 (12,6%)
1962 bis 1966	6518 Stadt	3309	3209	950 (28,7%)	879 (27,4%)	1829 (28,1%)
1962 bis 1966	6818 Außen	3676	3142	569 (15,5%)	312 (9,9%)	881 (12,9%)
1962 bis 1966	13336 Gesamt	6985	6351	1519 (21,7%)	i191 (18,8%)	2710 (20,3%)

Tabelle 3. Aufgliederung der 790 Atherosklerotiker der Jahre 1927 bis 1936 nach der Gefäßlokalisation (getrennt nach Geschlechtern)

1927 bis 1936	Männer		Frauen	
Gruppe 1	374 Fälle =	91,9%	362 Fälle =	94,5%
Gruppe 2	14 Fälle =	3,4%	5 Fälle =	1,3%
Gruppe 3	11 Fälle =	2,7%	11 Fälle =	2,9%
Gruppe 4	8 Fälle =	2,0%	5 Fälle =	1,3%
Summe:	407 Fälle = 100,0%		383 Fälle = 100,0%	

Tabelle 4. Aufgliederung der 2710 Atherosklerotiker der Jahre 1962 bis 1966 nach der Gefäßlokalisation (getrennt nach Geschlechtern)

1962 bis 1966	Männer		Frauen	
Gruppe 1	1367 Fälle =	90,0%	1099 Fälle =	92,3%
Gruppe 2	118 Fälle =	7,7%	65 Fälle =	5,5%
Gruppe 3	24 Fälle =	1,6%	17 Fälle =	1,4%
Gruppe 4	10 Fälle =	0,7%	10 Fälle =	0,8%
Summe:	1519 Fälle = 100,0%		1191 Fälle = 100,0%	

Tabelle 5 a. Aufgliederung der 1829 Atherosklerotiker der Stadtsektionen der Jahre 1962 bis 1966 nach der Gefäßlokalisation (getrennt nach Geschlechtern)

Stadt	Männer		Frauen	
Gruppe 1	889 Fälle =	93,6%	841 Fälle =	95,7%
Gruppe 2	43 Fälle =	4,5%	22 Fälle =	2,5%
Gruppe 3	11 Fälle =	1,2%	7 Fälle =	0,8%
Gruppe 4	7 Fälle =	0,7%	9 Fälle =	1,0%
Summe:	950 Fälle =	100,0%	879 Fälle =	100,0%

Tabelle 5 b. Aufgliederung der 881 Atherosklerotiker der Außensektionen der Jahre 1962 bis 1966 nach der Gefäßlokalisation (getrennt nach Geschlechtern)

Außen	Männer		Frauen	
Gruppe 1	478 Fälle =	84,0%	258 Fälle =	82,7%
Gruppe 2	75 Fälle =	13,2%	43 Fälle =	13,8%
Gruppe 3	13 Fälle =	2,3%	10 Fälle =	3,2%
Gruppe 4	3 Fälle =	0,5%	1 Fall =	0,3%
Summe:	569 Fälle =	100,0%	312 Fälle =	100,0%

Tabelle 6. Absolute und relative Anzahl der Myokardinfarkte der Jahre 1927 bis 1936 und 1962 bis 1966 (getrennt nach Geschlechtern, Stadt- und Außensektionen)

Jahrgang	Sektionen über 20 Jahre	Stadt		Außen		Summe
		männlich	weiblich	männlich	weiblich	
1927 bis 1936	6286	165 (5,0%)	95 (3,2%)	—	—	260 (4,1%)
1962 bis 1966	13336	616 (18,6%)	380 (11,8%)	431 (11,7%)	176 (5,6%)	1603 (12,0%)

Maße angestiegen wie die Koronarsklerose (so auch de Haas, 1964; Nobbe, 1967 u. a.). Ein wesentlich fördernder Einfluß auf ihre Häufigkeit ist u. a. der signifikanten Zunahme der sogenannten essentiellen Hypertension zuzuschreiben (Minzt u. Katz, 1947; Bilecki, 1958; Mörl, 1964; Harhoff, 1969; Mörl u. Haupt, 1972). Nach Jannecke (1974) wird die Häufigkeit der Hypertonie in der Bundesrepublik Deutschland mit etwa 25% angegeben, d. h. daß jeder 4. bis 5. Patient an einer Hochdruckkrankheit leidet. Bei der Lokalisation der Koronarsklerose haben Schoenmackers und Campos (1964) auf zentrale und periphere Ostiumbarrieren aufmerksam gemacht. Die besondere Form der hypertonen peripheren Koronarsklerose, die von Hueck, 1920; Linzbach, 1944; W. Rotter, 1949; Büchner (zuletzt 1970), und in den letzten Jahren vor allem von Liebegott (1964, 1965) und seiner Schule (Loth, 1965; Keller, 1965) herausgearbeitet wurde, spielt dabei in zunehmendem Maße die entscheidende Rolle. Der Hochdruck soll nach Hauss und Junge-Hülsing (1965) über die *„unspezifische Mesenchymreaktion"* in der Gefäßwand zur Koronarsklerose führen, und zwar direkt durch die mechanische Einwirkung. Hauss und seine Schule sehen den Beginn der Atherosklerose in einer Mukopolysaccharidsynthesesteigerung sowie Zellproliferation in der Gefäßwand mit sich daraus anschließender Neubildung von Faserstrukturen sowie Lipid- und Kalkeinlagerungen. Insbesondere kommt den Mukopolysacchariden der Grundsubstanz in den Transitstrecken der Gefäßwand im intramuralen Stoffwechsel eine zentrale Stellung zu. Verschiedene endogene und exogene Reizwirkungen können erhebliche Störungen des Mesenchymstoffwechsels der Gefäßwand nach sich ziehen, was als „unspezifische Mesenchymreaktion" bezeichnet wurde.

Die Lipidsynthese der Gefäßwand wird dabei durch die Hypertonie beschleunigt und verstärkt.

Die Erweiterung ventrikulokoronarer Verbindungen dient bei fortschreitender Koronarsklerose der Ausgleichsversorgung des Herzmuskels (Hoffmann u. Mitarb., 1967; Polacek u. Zechmeister, 1968). Darüberhinaus ist eine Kompensation von Gefäßverschlüssen möglich über extrakardiale, homo- und interkoronare Anastomosen, wobei die Koronarversorgungstypen Beachtung verdienen (Hoffmann u. Mitarb., 1970). Dies ist ein Grund dafür, daß bei gleichem Grad der Koronarsklerose differente Auswirkungen am Herzmuskel bestehen

31

können. Jedem einmal pathologisch-anatomisch tätig Gewesenen ist die Unterschiedlichkeit der Stärke der Koronarsklerose und die Häufigkeit der Folgeerscheinungen am Herzmuskel geläufig, wenngleich insgesamt die Schwere der Sklerose der Koronarien mit der Häufigkeit der Ausdehnung der Infarkte gut korreliert. Lichtlen (1973) konnte in einem Beobachtungszeitraum von 33 Monaten eine Gesamtmortalität von ca. 20% bei 231 Koronarpatienten feststellen. Dabei zeigte sich eine direkte Beziehung zwischen der Ausdehnung der Krankheit bzw. der Zahl der betroffenen Äste und der Mortalität; bei Befall aller drei Hauptstämme betrug die Sterblichkeit 34%, bei Befall von zwei Stämmen 18% und bei Befall eines einzigen Stammes 10%. Baroldi (1972) hat hierzu grundlegende Arbeiten geleistet, indem er nachweisen konnte, daß die Kollateralen bei der koronaren Herzkrankheit eine weitaus wichtigere Rolle spielen als man bisher angenommen hat. Die seit Conheim bestehende Annahme des Endarterientypes der Koronararterien hat sich nicht aufrecht erhalten lassen. Aufgrund von plastischen Ausgüssen des Gefäßbaumes konnte Baroldi nachweisen, daß

1. jeder intramurale Ast an verschiedenen Punkten seines Verlaufes mit den benachbarten durch zahlreiche wohlkalibrierte Anastomosen (von unter 20–350 μ Kaliber) verbunden ist.

2. es zu einer beträchtlichen Kalibererweiterung der Kollateralen bei kardialer Hypertrophie (bis zu 500 μ), bei chronischer Hypoxie, z.B. bei chronischer Anaemie (bis zu 650 μ) und vor allem bei Koronarverschlüssen (bis zu 2000 μ) mit einem Anwachsen, das offensichtlich proportional zum Grad und zur Zahl der Verschlüsse verläuft, kommt. In seinem Material war in 44% der Fälle mit einem oder mehreren Verschlüssen und in 88% mit einer oder mehreren schweren Koronarstenosen ein Infarkt — oder wenigstens eine Myokardnarbe vom Ausmaß einer Koronarläsion — histologisch nicht verifizierbar, woraus er den Schluß zieht, daß zumindest in diesen Fällen die erweiterten Anastomosen den myokardialen Bedarf funktionell zu decken imstande waren. Dies ist bekanntlich eine recht häufige Feststellung bei der koronaren Herzkrankheit.

3. Zum akuten Infarkt kommt es jedoch auch bei Vorhandensein derselben Koronarerweiterung, die fähig ist, eine Koagulationsnekrose in einer großen Fallzahl zu verhindern. Insofern kann ein

menschlicher Infarkt per se nicht als ein Beweis für das Fehlen einer ausreichenden Kollateralen-Funktion gewertet werden, und er kann auch nicht mit einem experimentellen Infarkt verglichen werden, der auf einen akuten Verschluß einer normalen Arterie mit normalen Anastomosen zurückgeht.

In 2 Untersuchungsserien konnte Baroldi außerdem nachweisen, daß beim Menschen der so häufig angenommene akute Verschluß tatsächlich nicht vorhanden ist, da auch er nur in 47%, bzw. in 38% einen verschließenden Koronarthrombus in der versorgenden Hauptarterie fand. Darüberhinaus stand in der Hälfte der Fälle, in denen ein Thrombus vorlag, dessen histologisches Alter in keiner Beziehung zu dem der myokardialen Nekrose. Diese Feststellung in Verbindung mit der Tatsache, daß in allen Fällen von akutem Infarkt und plötzlichem koronaren Tod ein stark ausgeweitetes Kollateralen-System an den plastischen Ausgüssen beobachtet werden konnte, bedeute, daß eine ausgeprägte stumme Stenose schon längst existiert haben mußte und durch die Kompensation durch die Kollateralen klinisch nicht in Erscheinung trat und der vollständige Verschluß einer solchen Stenose für die Herzmuskelfunktion mitunter wenig, wenn überhaupt von Belang ist.

Hierin dürfte ein Grund dafür liegen, daß bei gleichem Grad der Koronarsklerose graduell unterschiedliche Auswirkungen am Herzmuskel bestehen können. Jedem pathologisch-anatomisch Tätigen ist dieses Mißverhältnis von Schwere der Koronarsklerose und deren Auswirkungen am Herzmuskel in gewissen Fällen hinreichend geläufig.

Wenn auch bei einem Myokardinfarkt größtenteils schwere sklerotische Veränderungen der zuführenden Koronararterie nachweisbar sind, so überrascht doch immer wieder, daß oft bei nahezu völlig obliterierenden Koronararterien keine Folgeerscheinungen in ihrem Versorgungsbereich nachweisbar sind. Gelegentlich sehen wir auch eine nur geringe Atherosklerose mit frischen quellenden Beeten, die ausgedehnte Infarkte zur Folge haben können. Dies hängt sicherlich in erster Linie von dem zeitlichen Ablauf ab. Je langsamer sich eine Koronarsklerose entwickelt, umso ausgiebiger kann sich eine Kollateralversorgung ausbilden, die bei völligem späteren Verschluß der Hauptarterie eine Nekrose des Herzmuskels verhindern kann. Dabei spielt das Ausmaß der Beteiligung der Endstrombahn an der allgemeinen Atherosklerose eine entscheidende Rolle (Mörl, 1971).

Aus diesem Grunde ist u. a. die Herzmuskelinfarzierung bei Diabetikern häufiger und außerdem öfter klinisch stumm, bedingt durch chronisch progrediente stenosierende Prozesse in den großen und kleinen Koronararterien. Vordergründig ist beim Diabetes mellitus die periphere Störung (Capillaropathia diabetica) mit Verlängerung der Transitstrecke.

Eine koronare Minderdurchblutung steht nahezu immer am Anfang, die Starterrolle der Mangeldurchblutung ist unumgänglich notwendig, ohne dies gibt es so gut wie nicht die biochemische Kettenreaktion. Es erscheint in diesem Zusammenhang nochmals die Notwendigkeit, darauf hinzuweisen, daß Myokardnekrosen und Myokardinfarkt scharf zu trennen sind. Wir sind uns mit Doerr (1973) einig in der Frage, daß Innenschichtschäden keine Infarkte sind, daß der Infarkt durch eine Zone der kompakten, zentral gelegenen Nekrose gekennzeichnet ist, daß die Einzelfasernekrose als morphologisches Phänomen kein Infarkt, auch nicht ein Mikroinfarkt ist. Die „ideale" Einzelfasernekrose ist eine — wie Doerr (1973) diese nennt — „elektive Parenchymnekrose" und kein Infarkt. Die experimentell, vor allem von Selye, erzeugten Nekrosen sind mit dem menschlichen Infarkt nicht vergleichbar.

Baroldi selbst leugnet mit seinen eigenen Feststellungen nicht die Rolle der Koronarsklerose für den Myokardinfarkt und stellt dadurch die „myokardiale Theorie" in Frage. Gerade mit dieser Feststellung wird die Brücke zur „Stenosetheorie" geschlagen, für die über die gesicherten pathologisch-anatomischen Kenntnisse und klinischen Erfahrungen hinaus heute die Erfolge bei chirurgischer Beseitigung einer hochgradigen Stenose der beste Beweis für die Richtigkeit der sog. „Koronartheorie" darstellen.

In der Framingham-Studie hat sich gleichermaßen die Hypertension als eine der wesentlichsten prädisponierenden Erkrankungen für Koronarsklerose und Infarkt erwiesen (Kannel u. Mitarb., 1965; Kannel u. Mitarb., 1970; Kannel u. Mitarb., 1971). Dabei spielen für die Koronararterien nach Schettler (1974) die sog. milden Formen die weitaus größere Rolle gegenüber den malignen. Auf einem der letzten Internistenkongresse faßte einer der besten Kenner dieser Materie, Epstein (1972), in einem Übersichtsreferat den gegenwärtigen Stand der Risikofaktoren der Koronararterien zusammen. Seine Daten beziehen sich auf das sog. „Pooling Project" unter der Ägide der American Heart Association, in welche die Studien von Framingham, Albany, Minnesota, Chicago, Los Angeles und Tecumseh einbezogen sind. Dabei werden 7 342 Männer im mittleren Alter in einem 10jährigen Beobachtungszeitraum übersehen. Nur 17% waren frei von den 3 Hauptrisikofaktoren, einen hatten 45%, zwei 30% und drei 8%. Die letzten 2 Gruppen zusammen hatten den größten Teil, nämlich 58% aller ischämischen Herzkrankheiten und 62% der Fälle plötzlichen Herztodes.

Danach gibt es wohl keinen Zweifel mehr, daß die hauptsächlichen Einflüsse, nämlich der Cholesterinspiegel, Blutdruck und Zigarettenrauchen, eng mit den Ursachen der Koronarkrankheit verbunden sind. Inzwischen weiß man darüberhinaus, daß nicht nur der Cholesterinspiegel, sondern bestimmten Konstellationen der Hyperlipoproteinämien eine wichtige Rolle zukommt. Dafür lieferte insbesondere die Framingham-Studie eindeutige Hinweise (Kannel u. Mitarb., 1969, 1971). Man unterscheidet heute 6 Formen mit unterschiedlichen Lipoproteinmustern. Dabei kann es sich sowohl um genetisch bedingte als auch um sekundäre Stoffwechselstörungen handeln. Die nicht seltene Kombination Hochdruck, Fettsucht, Diabetes mellitus, Hyperlipämie und Hyperurikämie bedeutet gegenüber einem gleichaltrigen normalen Menschen eine Erhöhung des Risikos für Herzinfarkt um das Neun- bis Elffache, für Schlaganfälle fast um das Zehnfache! Schettler (1974) nannte dies risikosteigernde Ursachenbündel. Nach dem jetzt bekannten Material, insbesondere der Todesursachenstatistik der WHO, muß man annehmen, daß Länder mit hohem Fettverzehr eine außergewöhnlich hohe Infarktrate und insbesondere Todesquote haben. Das gilt in dieser Reihenfolge für Finnland, USA, Großbritannien, Schweden, während die niedrigsten Todesquoten in Japan vorhanden sind.

Heyden (1974) hat in einer neuen Zusammenstellung die Ergebnisse der Post-Framingham-Ära und des sog. „Pooling Projects" dargelegt, ergänzt durch epidemiologische Untersuchungen in skandinavischen Ländern. Die Rangordnung der Risikofaktoren ist demnach wie folgt:

1. für den Herzinfarkt   a) Hypercholesterinämie
                              b) Zigarettenrauch-Inhalation
                              c) Hypertonie

	d) Hyperglykämie/Diabetes mellitus
	e) Hyperurikämie/Gicht
	f) (indirekt) Adipositas

2. für die Apoplexie	a) Hypertonie
	b) ischämische Herzerkrankung
	c) Diabetes mellitus
	d) Adipositas

3. für die Claudicatio	a) Zigarettenrauch-Inhalation
intermittens	b) Diabetes mellitus
	c) Hypercholesterinämie/ Hypertriglyzeridämie
	d) ischämische Herzerkrankung

Schettler (1974) unterscheidet neuerdings die sog. Risikofaktoren erster Ordnung, wozu Zigarettenrauchen, arterielle Hypertonie und Fettstoffwechselstörungen zählen, und die zweiter Ordnung, wozu Übergewicht, Diabetes mellitus, mangelnde körperliche Bewegung, Gicht und Hyperurikämie sowie Polyzythämie rechnen. Weiterhin ist der größte Risikofaktor per se der bereits überstandene Herzinfarkt und schwere EKG-Veränderungen, insbesondere polytope Extrasystolen. Insgesamt gilt das Zigarettenrauchen als der penetranteste Risikofaktor. Erwähnt sei ebenfalls, daß sowohl die epidemiologischen als auch die pathogenetischen Gegebenheiten gleichwohl für den klassischen wie für den „stummen" Infarkt Geltung besitzen.
Bei dem Häufigkeitsanstieg des Herzmuskelinfarktes fällt im klinischen Bereich zweifellos der verbesserten Diagnostik eine entscheidende Bedeutung zu. Denn daß heute die Infarkte besser und genauer diagnostiziert werden als früher, ist eine vielfach festgestellte Tatsache (u. a. Mörl, 1965; Schröder u. Berndt, 1967). Schettler (1966) weist mit Recht darauf hin, daß der Infarkt in den letzten Jahren zu einer Modediagnose geworden sein kann, aber nicht jeder plötzliche Herztodesfall auf einem Infarkt beruhen muß. Für pathologisch-anatomische Untersuchungen ist dieser Gesichtspunkt jedoch ohne Belang. In Deutschland ist die Häufigkeit der Infarkte im Vergleich zu der ausgesprochenen Seltenheit in den Kriegs- und Nachkriegsjahren besonders eindrucksvoll. Das hat u. a. Schettler mehrfach nachweisen kön-

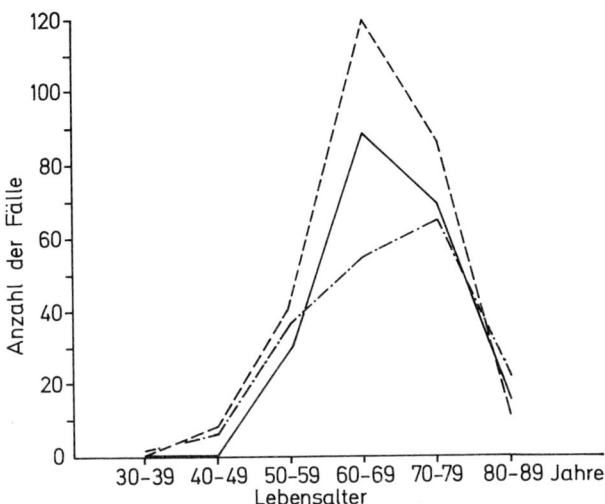

Abb. 6. Häufigkeit von 649 akut tödlich verlaufenen Myokardinfarkten nach Alter und Körpergewicht (Mörl u. Falkner, 1965) ——————— Übergewichtigkeit; ——————— Normalgewichtigkeit; –.–.–.–.–. Untergewichtigkeit

nen, zum anderen auch die Zunahme tödlicher Myokardinfarkte in der sog. Wiederauffütterungsperiode bei Heimkehrern. An Hand von eigenen Erfahrungen, u. a. an Magenresezierten, ließ sich nachweisen, daß mit zunehmendem Körpergewicht die Schwere der Koronarsklerose und damit die Häufigkeit des Myokardinfarktes ansteigt (Mörl u. Falkner, 1965; Mörl u. Venzmer, 1966; Schönfelder u. Zschoch, 1967; Mörl, 1968). Bei Untersuchungen des Körpergewichts und der Konstitution bei 649 akut-tödlichen Fällen von Myokardinfarkt (Mörl u. Falkner, 1965) ergab sich ein gehäuftes Zusammentreffen von Übergewicht und Infarkt beim weiblichen Geschlecht, während es beim männlichen nicht mit hinreichender statistischer Sicherheit zutraf. Ein Unterschiedsgrad aber lag insofern vor, als normal- und übergewichtige Männer ihren Myokardinfarktgipfel um 10 Jahre früher haben (Abb. 6). Bei den Konstitutionstypen überwiegt bei beiden Geschlechtern, vorwiegend aber wieder bei den Frauen, der pyknische Typ. Adipositas und Hypertension besitzen bei beiden Geschlechtern eine positive Syntropie.

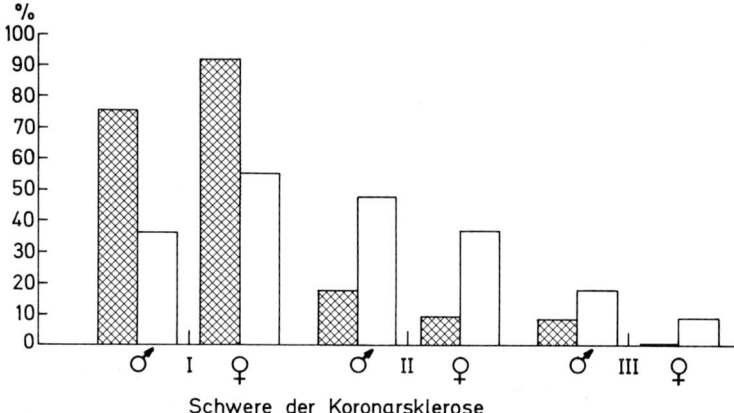

Schwere der Koronarsklerose

Abb. 7. Schweregrad der Koronarsklerose bei 612 Magenresezierten (Resektion und Tod liegen mindestens 5 Jahre auseinander) (Mörl u. Venzmer, 1966) Gestrichelte Kästchen: Resektion vor dem 50. Lebensjahr. Weiße Kästchen: Resektion nach dem 50. Lebensjahr. I. keine oder nur ganz geringfügige Koronarsklerose. II. mäßige bis mittelschwere Koronarsklerose. III. schwere stenosierende Koronarsklerose mit Ausfällen am Herzmuskel

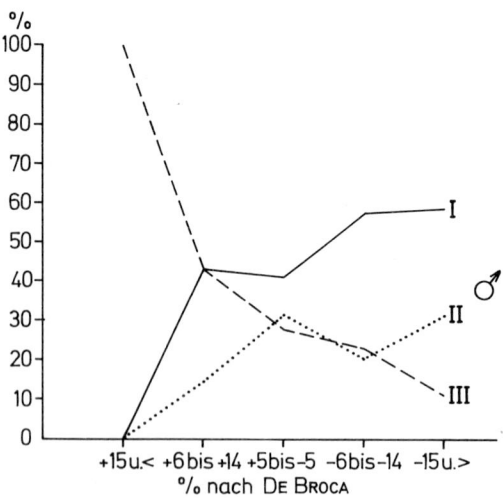

Abb. 8. Relation der Schwere der Koronarsklerose zum Körpergewicht (Mörl u. Venzmer, 1966)

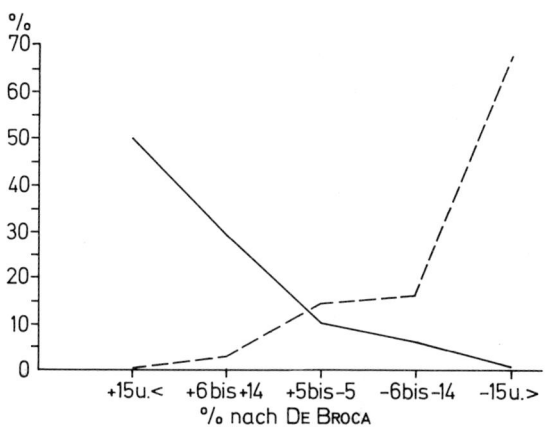

Abb. 9. Darstellung der Anzahl der Infarkte in Beziehung zur Häufigkeit in den einzelnen Gewichtsgruppen (Mörl u. Vezmer, 1966) ——————— Myokardinfarkte in %; ——————— Fallzahl in %

In Fortsetzung dieser Untersuchungen (Mörl u. Venzmer, 1966) wurden bei 612 Magenresezierten Schweregrad der Koronarsklerose und Häufigkeit des Myokardinfarktes festgestellt. Aus Abb. 7 ist ersichtlich, daß die höheren Grade der Koronarsklerose seltener nachweisbar waren, wenn die Magenresektion vor dem 50. Lebensjahr vorgenommen worden war. Das Auftreten der Koronarsklerose ist bei den vor mehr als 10 Jahren Operierten um ca. 10 Jahre verzögert. Deshalb fand sich auch der tödliche Myokardinfarkt mit 2,77% um wesentlich mehr als die Hälfte niedriger als im gesamten Sektionsgut dieses Zeitraumes (6,34%). Gleichermaßen ist sein Häufigkeitszuwachs in dem untersuchten Zeitraum ausgeblieben. Die Beziehungen zwischen Koronarsklerose und Körpergewicht veranschaulicht Abb. 8. Daraus geht hervor, daß der schwerste Grad der Koronarsklerose mit abnehmendem Broca-Index von 100 bis auf 11% zurückgeht. Das trifft für beide Geschlechter zu, desgleichen für die allgemeine Atherosklerose (Mörl, 1968). Abb. 9 zeigt das gehäufte Auftreten des Myokardinfarktes bei den Übergewichtigen, während zunehmendes Untergewicht dieses seltener werden läßt. Es ist somit der Schluß gerechtfertigt, daß das Untergewicht — wie es für Magenresezierte typisch ist — einen gewissen Schutz vor Koronarsklerose und Myokardinfarkt bietet. Ein Grund für den Schutz dürfte auch in dem bei Untergewichtigen weitaus häufiger auftretenden niedrigen Blutdruck zu sehen sein. In diesem Zusammenhang ist der Hinweis auf epidemiologische Studien angebracht (Morris u. Mitarb., 1953, 1956; Zukel, 1959; Shapiro u. Mitarb., 1965; McDonough, 1965; Tayler, 1969 u. a.), die über die Korrelation von körperlicher Aktivität und koronarer Herzkrankheit Aufschluß geben. Diese weisen nach Fox und Skinner (1971) darauf hin, daß körperliche Aktivität mit einer geringeren Häufigkeit von Manifestation der koronaren Herzkrankheit verbunden ist. Auch nach Schettlers (1975) Erfahrungen kommt trotz vieler Lücken in der Dokumentation dem ausgewogenen Training und der körperlichen Aktivität eine protektive Wirkung im Atheroskleroseprozeß ebenso zu wie in der Prävention und Rehabilitation atherosklerotischer Organerkrankungen. Voraussetzung für die Aufstellung eines jeden Übungsprogrammes wäre jedoch eine genaue Beurteilung der individuellen körperlichen Leistungsfähigkeit. In Kenntnis der schädigenden Faktoren kam die amerikanische Expertenkommission zur Prophylaxe der koronaren Herzkrankheit zu folgenden Empfehlungen (Stamler u. Epstein, 1972): Diätetische Veränderungen zur Verhütung oder Behandlung von Hyperlipidämien, Fettsucht, Hypertension und Diabetes, Elimination des Zigarettenrauchens, pharmakologische Kontrolle des erhöhten Blutdruckes.

Positive statistische Korrelationen zwischen Kalorienaufnahme und Mortalität an Kreislaufkrankheiten, besonders an Herzmuskelinfarkten, wurden von Jahnke und Breitach (1958) und Schettler (1961) errechnet. Folglich kommt der Ernährungsweise, vor allem der übermäßigen Konsumption mit Adipositas eine bedeutende Rolle in der Pathogenese der Koronarsklerose zu. In diesem Zusammenhang ist natürlich auch der als prädisponierende Erkrankung längst bekannte Diabetes mellitus zu nennen. Interessant ist hierbei die Feststellung, daß das weibliche Geschlecht genauso betroffen ist wie das männliche. Festzustehen scheint jedenfalls, daß die Häufigkeit der ischämischen Herzkrankheit u. a. in Abhängigkeit von den Eßgewohnheiten steht. Nach Heyden (1973) sind von allen Umweltbedingungen, die offenbar in der Ätiologie und Manifestierung bestimmter atherosklerotischer Komplikationen eine größere Rolle spielen, die lebenslänglichen Ernährungsgewohnheiten hervorzuheben. Dabei ist insbesondere der Einfluß des Fettanteils an den Gesamtkalorien, speziell auf den

Schweregrad der Atherogenese in den Koronararterien, auf Grund anatomisch-pathologischer Vergleichsstudien auf internationaler Ebene unter Anleitung der WHO herausgearbeitet worden. Die krankhafte Erhöhung der Lipide (vor allem des Cholesterins) im Serum muß in direktem Zusammenhang mit der an tierischen Fetten reichen, d. h. gesättigten Fettsäuren- und cholesterinreichen lebenslänglichen Ernährung gebracht werden, wenn man von den rein genetisch bedingten Hyperlipämieformen absieht. Die in den Industrienationen bei erwachsenen Männern gefundenen Durchschnittscholesterinspiegel liegen um rund 50 mg% höher als in afro-asiatischen Populationen mit lebenslänglich niedrigem Fettverzehr und geringerer Zufuhr von Nahrungscholesterin. Bezüglich der Ernährung beschränkt sich hinsichtlich des Myokardinfarktes die Diskussion auf die Gesamtkalorien, das Fettquantum und die Qualität der Fette. Aber gerade hier können gezielte und wirkungsvolle diätetische prophylaktische Maßnahmen einsetzen!

Völker mit hoher Sterblichkeit an ischämischen Herzkrankheiten zeichnen sich durch einen großen Verbrauch an tierischen Nahrungsmitteln einschließlich Milch aus (u. a. Schär, 1969). Für Israel hat beispielsweise Dreyfuss (1968) die auffallende Seltenheit des Myokardinfarktes bei den orientalischen Juden im Vergleich zu den europäischen aufgezeigt. Neuankommende aus asiatischen und afrikanischen Ländern wiesen bei ihrer Ankunft einen vergleichsweise niedrigen Blutcholesterinspiegel auf. Dieser stiege unter den neuen Lebensumständen an und mit ihm die Zahl von Koronarerkrankungen. Ergänzt wurde diese Feststellung von neuesten Untersuchungen Priors (1973), welcher bei der polynesischen Inselbevölkerung keinerlei Infarkte vorfand. Kamen diese Menschen nach Neuseeland, so kam es in kurzer Zeit zu einem Anstieg der Stoffwechselstörungen und in dessen Gefolge zu gehäuftem Auftreten von Infarkten. Gleichermaßen wurde von Kagan u. Mitarb. (1973) in Erfahrung gebracht, daß im Gegensatz zur niedrigen Infarktquote in Japan selbst Japaner vergleichbaren Alters und ähnlicher Berufe in Hawai eine erhebliche Zunahme der Herzinfarkte und der Fälle an plötzlichem unerwarteten Herztod zeigten. Diese Quote nahm weiterhin sprunghaft an vergleichbaren Kollektiven von Japanern in Californien zu. Nach Schettler (1974) spielt hier der american way of nutrition and smoking eine entscheidende Rolle. So erklärt sich auch der Unterschied in der

Mortalitätshäufigkeit an Koronarerkrankungen von hochindustrialisierten Ländern, wie z.B. Japan und den USA (Blomquist u. Biörck, 1963). Der Bericht von Epstein (1971) auf dem 2. Internationalen Atherosklerose-Symposion ließ diese geographischen Verschiedenheiten in Abhängigkeit von den Lebensgewohnheiten erneut deutlich im Weltmaßstab zum Ausdruck kommen.

In einer Veröffentlichung der WHO (DMW 99, 2 250 (1974)) wurde erstmals eine „Herzkarte" von Europa erstellt, aus der hervorgeht, daß die Myokardinfarkt-Häufigkeit im Norden und Nordwesten Europas am größten, im Süden am geringsten ist. Das Häufigkeitsmaximum entfällt auf Skandinavien und die britischen Inseln. Von dort erstreckt sich eine Zone mittlerer Häufigkeit über Holland, die Bundesrepublik Deutschland, Tschechoslowakei, Ungarn, und Polen, und in einem Halbkreis darum liegen die Gebiete mit geringer Häufigkeit: DDR, Rumänien, Bulgarien und Österreich. Vergleichsweise wurden auch einige außereuropäische Länder in die Studie aufgenommen, die ergab, daß in Australien der Morbiditätsanteil etwa so hoch ist wie in England, während in Israel die Infarkthäufigkeit ähnlich ist wie in Osteuropa.

Aus dieser Übersicht läßt sich entnehmen, daß innerhalb der letzten Jahrzehnte in den zivilisierten Ländern ein erschreckender Anstieg der Herz-Kreislauferkrankungen erfolgte. Sie stehen in der Mortalitätsstatistik mit Abstand an erster Stelle. Besonderen Anteil daran hat die Atherosklerose mit ihren vielfältigen Erscheinungsformen und deletären Folgen (etwa 90%). Davon hat wiederum die Koronarsklerose mit ihrer Komplikation, dem Myokardinfarkt, die absolute Vorrangstellung. Durch die zunehmende Zivilisierung der Welt ist mit Sicherheit eine weitere Zunahme dieser Erkrankung, namentlich der sog. ischämischen Herzkrankheit mit Vorverlagerung in jüngere Altersklassen, zu erwarten. Deswegen beschäftigt uns diese Krankheit und ihre Folgeerscheinungen in erhöhtem Maße.

Literatur

Barmeyer, J.: Vergleichende postmortale Durchblutungsmessungen am Koronargefäßsystem bei Normalherzen und Herzen mit unterschiedlichen Graden von Koronarsklerose und Hypertrophie. Z. Kreisl.-Forsch. **60**, 203 (1971).

Baroldi, G.: Significance of the arterial obstructive lesions in the early diagnosis of coronary heart disease. In: Advances in cardiology, (P.J. Halonen, A. Lovhija, Eds.). Basel: Karger 1972.

Barr, D.P.: Influence of Sex and Sex Hormons of Lipoproteins and the Pathogenesis of Atherosclerosis. Bull. Schweiz. Akad. med. Wiss. **13**, 369 (1957).

Bernsmeier, A.: Koronare Durchblutungsstörungen und Herzinfarkt. Regensb. ärztl. Fortbild. XIII, 4, 232 (1965).

Bilecki, G.: Hypertonie. Stuttgart: Fischer 1958.

Blohmke, M. A., Grüntzig, A., Schaeffer, H.: Die Ergebnisse der Heidelberger Herz-Kreislaufstudie im Spiegel internationaler Zahlen. Bundesgesundheitsblatt **4**, 49 (1968).

Blomquist, G., Björck, G.: Coronary Mortality in Relation to Total Mortality. Acta. med. scand. **173**, 229 (1963).

Blömer, H.: Klinik der koronaren Herzerkrankung − heutiger Stand. Med. Welt **24**, 1919 (1973).

Bredt, H.: Über die Sonderstellung der tödlichen jugendlichen Koronarsklerose und die gewebliche Grundlage der akuten Koronarinsuffizienz. Beitr. path. Anat. **110**, 295 (1949).

Brüggemann, W.: Aktion gegen den Herzinfarkt. Ther. d. Gegenw. **108**, 75 (1969).

Büchner, F., Weber, A., Haager, B.: Koronarinfarkt und Koronarinsuffizienz in vergleichender elektrokardiographischer und morphologischer Untersuchung. Leipzig: Thieme 1935.

Büchner, F.: Herzinfarkt, Koronarthrombose und akuter Koronartod des Menschen. München-Berlin-Wien: Urban & Schwarzenberg 1973.

Dengler, H.J., Schettler, G. Hochdruck und Herzinfarkt. Naturwiss. u. Medizin **2**, 52 (1965).

Dörken, H.: Die Rauchgewohnheiten bei jüngeren Frauen mit Herzinfarkt. Münch. med. Wschr. **109**, 2129 (1967).

Doerr, W.: Der Streit um die Entstehung des Herzinfarktes. Ärztl. Praxis **25**, 3793 (1973).

Dreyfuss, F.: Epidemiologische und psychosomatische Probleme der Koronarerkrankungen. Dtsch. med. J. **19**, 105 (1968).

Enos, W.F., Holmers, R.H., Beyer, J.C.: Coronary disease among United States soldiers killed in action in Korea. J. Amer. med. Ass. **152**, 1090 (1953).

Epstein, F.H.: Epidemiologic aspects of atherosclerosis. Atherosclerosis **14**, 1 (1971).

Epstein, F.H.: Risikofaktoren der arteriellen Verschlußkrankheiten. Verh. dtsch. Ges. inn. Med. **78**, 387 (1972).

Feil, H.: Coronary Heart Disease. Springfield/Ill.: Thomas 1964.

43

Fenichel, N. M., Kugell, V. H.: The large Q-wave of the electrocardiogram. A correlation with pathological observation. Amer. Heart J. **7**, 235 (1931).

Fox, S. M., Skinner, J. S.: Über die Beziehung zwischen körperlicher Aktivität und koronarer Herzkrankheit. Verh. dtsch. Ges. Kreisl.-Forsch. **37**, 82 (1971).

Franke, H.: Diagnose, Klinik und Therapie koronarer Erkrankungen. Internist. Prax. **5**, 17 (1965).

Friedberg, Ch.: Erkrankungen des Herzens. Stuttgart: Thieme 1959.

Goder, G.: Der akut tödliche Myokardinfarkt Z. Kreisl.-Forsch. **49**, 105 (1960).

Gottstein, U.: Einleitung in „Koronarinsuffizienz. Periphere Durchblutungsstörungen". (U. Gottstein, Hrsg.). Bern-Stuttgart-Wien: Huber 1973.

Haarhoff, K.: Koronarsklerose, Hypertonie, Myokardinfarkt. Beitr. path. Anat. **139**, 170 (1969).

de Haas, J. H.: Changing Mortality Patterns and Cardiovascular Diseases. De Erven F. Bohn, N. Y. Haarlem 1964.

Hauss, W. H., Junge-Hülsing, G.: Hochdruck und Myokardinfarkt. Hochdruckforschung. Stuttgart: Thieme 1965.

Herbinger, W.: Erfahrungsbericht über die apparative Überwachung von 208 Herzinfarkt-Patienten auf der Intensivstation. Wien. med. Wschr. **121**, 518 (1971).

Heyden, S.: Epidemiologie. In: Herzinfarkt − Grundlagen und Probleme (H. Hort, Hrsg.). Berlin-Heidelberg-New York: Springer 1969.

Heyden, S.: Ernährung und Atherosklerose. In: Innere Medizin in Praxis und Klinik (H. Hornbostel, W. Kaufmann, W. Siegenthaler, Hrsg.). Stuttgart: Thieme 1973.

Heyden, S.: Risikofaktoren für das Herz. Boehringer Mannheim 1974.

Heyden, S.: Risikofaktoren für das Herz Ergebnisse und Konsequenzen der post-Framingham-Studien. Boehringer Mannheim 1974.

Hild, R.: Epidemiologie, Pathogenese und Pathophysiologie der Arteriosklerosekrankheit. Med. Welt (N. F.) **20**, 2754 (1969).

Hochrein, M.: Der akute Myokardinfarkt. 1. Aufl. Dresden-Leipzig: Steinkopff 1937.

Hochrein, M., Schleicher, J.: Klinik und Therapie der Herz- und Kreislauferkrankungen. Bd. 2. Darmstadt: Steinkopff 1959.

Hochrein, M., Schleicher, J.: Zur Antizipation des Herzinfarktes. Internist. Prax. **8**, 333 (1968).

Hoffmann, E., Ringler, W., Gebhardt, Ch.: Die Bedeutung ventrikulo-koronarer Verbindungen für die Ausgleichsversorgungen des Herzmuskels bei Koronarsklerose. Z. Kreisl.-Forsch. **56**, 1218 (1967).

Hoffmann, E., Kisseler, B., Gebhardt, Ch., Buysch, K. H.: Verteilungsmuster der Koronargefäße und Darstellung der Versorgungsareale der großen Koronargefäßstämme. Arch. Kreisl.-Forsch. **62**, 91 (1970).

Holle, G.: Zur Pathologie der Koronarsklerose Z. ges. inn. Med. **23**, 68 (1968).

Hueck, W.: Anatomisches zur Frage nach Wesen und Ursache der Arteriosklerose. Münch. med. Wschr. **67**, 535, 606 (1920).

Jahnecke, J.: Risikofaktor Hypertonie. Boehringer Mannheim 1974.

Jahnke, K., Breitbach, A.: Statistische Beziehungen zwischen Ernährung und Arteriosklerose 2. Symp. Dtsch. Ges. Ernährung in Bad Neuenahr. Darmstadt: Steinkopff 1958.

Kagan, A., Belsky, J. L., Syme, S. L.: Epidemiology of coronary heart disease in Japanese men living in Japan, Hawaii and California. Singapore Med. J. **14**, 241 (1973).

Kannel, W. B., Widmer, L. W., Dawber, R. T.: Gefährdung durch koronare Herzkrankheit. Schweiz. med. Wschr. **95**, 18 (1965).

Kannel, W. B., Castelli, W. P., McNamara, P. M.: Serum lipid fractions and Risk of Coronary Heart Disease. Minn. Med. **52**, 1225 (1969).

Kannel, W. B., Gordon, F., Castelli, W. P., Margolis, J. R.: Electrocardiographic Left Ventricular Hypertrophy and Risk of Coronary Heart Disease. Amer. intern. Med. **78**, 813 (1970).

Kannel, W. B., Gordon, F. T., Schwartz, M. J.: Systolic versus diastolic Blood Pressure and Risk of Coronary Heart Disease. Amer. J. Cardiol. **27**, 335 (1971).

Kannel, W. B., Castelli, W. P., Gordon, F., McNamara, P. M.: Serum Cholesterol, Lipoproteins and the Risk of Coronary Heart Disease. Amer. intern. Med. **74**, 1 (1971).

Kannel, W. B.: Jagd auf den hinterhältigen Lebensdieb. Kard. aktuell **1**, 4 (1973).

Keller, O.: Periphere Arteriosklerose beim Primaten mit spontaner renaler Hypertonie. Beitr. path. Anat. **132**, 303 (1965).

Kühns, K., Wettich, J. E., Samwer, F. K.: Risikofaktoren, Prognose, Behandlung und Rehabilitation beim Herzinfarkt. Landarzt **43**, 1133 (1967).

Lichtlen, P.: Anatomie, Physiologie und Pathologie von Koronarsystem und linkem Ventrikel im Aspekt der neuen Untersuchungsmethoden und -ergebnisse. Med. Welt **24**, 1915 (1973).

Liebegott, G.: Die Gefäßveränderungen beim Hochdruck. Hochdruckforschung. Stuttgart: Thieme 1965.

Linzbach, A. J.: Vergleich der dystrophischen Vorgänge an Knorpel und Arterien als Grundlage zum Verständnis der Arteriosklerose. Virch. Arch. path. Anat. **311**, 432 (1944).

Löffler, W., Schnebli, M.: Zur Antikoagulationstherapie des Herzinfarktes. Dtsch. med. Wschr. **80**, 305 (1955).

Loth, H.: Coarctatio aortae (Aortenisthmusstenose) mit Aneurysmabildung und peripherer Arteriosklerose. Beitr. path. Anat. **132**, 265 (1965).

McDonough, J. et al: Coronary heart disease among negroes and whites in Evans County Georgia. J. chron. Dis. **18**, 443 (1965).

Meessen, H.: Über den plötzlichen Herztod bei Frühsklerose und Frühthrombose der Koronararterien bei Männern unter 45 Jahren. Dtsch. med. Wschr. **15/16**, 232 (1944).

Mensen, H.: Herzinfarkt und Lebensalter. Med. Klin. **59**, 728 (1964).

Mintz, S. S., Katz, L. N.: Recent myocardial infarction. Analysis of 572 cases. Arch. intern. Med. **80**, 205 (1947).

Moccetti, T.: Zur Epidemiologie der Koronarsklerose 1939–1965. Med. Diss. Zürich 1966.

Mörl, H.: Über den Myokardinfarkt. Virch. Arch. path. Anat. **337**, 383 (1964).

Mörl, H., Falkner, R.: Körpergewicht und Konstitution beim Myokardinfarkt. Virch. Arch. path. Anat. **340**, 164 (1965).

Mörl, H.: Über die sog. stummen Myokardinfarkte. Münch. med. Wschr. **107**, 2526 (1965).

Mörl, H., Venzmer, J.: Der Myokardinfarkt bei Magenresezierten. Virch. Arch. path. Anat. **341**, 79 (1966).

Mörl, H.: Atherosklerose, Koronarsklerose und Myokardinfarkt bei alter Magenresektion nach Billroth II. Med. Klin. **63**, 791 (1968).

Mörl, H.: Atherosklerotische Gefäßerkrankungen und Mikrozirkulation. Leipzig: Barth 1971.

Mörl, H., Haupt, V.: Zur Häufigkeitszunahme der schweren Atherosklerose. Zbl. allg. Path. path. Anat. **115**, 579 (1972).

Moll. A., Hamacher, F.: Der Herzinfarkt im jüngeren Lebensalter. Tägl. Prax. **8**, 185 (1967).

Moritz, A. R., Zamscheck, N.: Sudden and unexpected deaths of young soldiers. Arch. Path. **42**, 459 (1946).

Morris, J., Heady, J., Raffle, P., Roberts, C., Parks, J.: Coronaryheart disease and physical activity of work. Lancet **1953 II**, 1053, 1111.

Morris, J., Heady, I., Raffle, P.: Physique of London busmen. Lancet **1956 II**, 569.

Nobbe, F.: Epidemiologie, Ätiologie und Pathogenese der arteriellen Verschlußkrankheiten. Dtsch. med. J. **18**, 285 (1967).

Nüssel, E., Hehl, F. J.: Morbidität und Letalität des Herzinfarktes. Verh. dtsch. Ges. inn. Med. **78**, 1014 (1972).

Nüssel, E., Höpker, W. W.: Rauchen und morphometrische Gefäßbefunde. Ärztl. Prax. **25**, 3796 (1973).

Oliver, M. F., Boyd, G. S.: Influence of reduction of serum lipids on prognosis of coronary heart disease. Lancet **1961 II**, 499.

Pardee, H. E. B.: An electrocardiographic sign of coronary artery obstruction. Ann. intern. Med. **26**, 244 (1920).

Prior, J.: Epidemiology of cardiovascular diseases in asian-pacific region. Singapore Med. J. **14**, 223 (1973).

Polacek, P., Zechmeister, A.: The Decurrence and Significance of Myocardial Bridges and Loops an Coronary Arteries. Acta. Fac. med. Brun. **26**, 1968.

Rose, G.: Physical activity and coronary heart disease. Proc. roy. Soc. Med. **62**, 1183 (1969).

v. Romberg, E.: Lehrbuch der Krankheiten des Herzens und der Blutgefäße. Stuttgart: Thieme 1909.

Rotter, W.: Über die Bedeutung der Ernährungsstörung, insbesondere des Sauerstoffmangels für die Pathogenese der Gefäßveränderungen mit besonderer Berücksichtigung der „Endarteriitis obliterans" und der „Arteriosklerose". Zugleich ein Beitrag zum Entzündungsproblem. Beitr. path. Anat. **110**, 46 (1949).

Rössle, R.: Bedeutung und Ergebnisse der Kriegspathologie. Jkurse ärztl. Fortbild. **15**, (1919).

Schär, M.: Epidemiologische Untersuchungen über den Zusammenhang zwischen Ernährung und Atherosklerose. Bibl. „Nutr. et Dieta" (Basel) **12**, 77 (1969).

Schettler, G.: Arteriosklerose. Stuttgart: Thieme 1961.

Schettler, G.: Über den Herzinfarkt. Med. Welt (N.F.) **15**, 1785 (1964).

Schettler, G.: Über den Herzinfarkt. Dtsch. med. J. **17**, 195 (1966).

Schettler, G., Hild, R.: Koronarsklerose und Myokardinfarkt in der Westdeutschen Bundesrepublik 1945–1965. 9th Conf. int. Sec. geogr. Pathol., Leiden 1966. Path. Microbiol. **30**, 766 (1967).

Schettler, G.: Welche Faktoren beeinflussen den Arterioskleroseprozeß? Medizin in Forschung und Praxis. Berlin: Medicus-Verlag 1971.

Schettler, G.: Der Mensch und seine Jahre. Dtsch. med. J. **10**, 297 (1971).

Schettler, G.: Eröffnungsrede zur Einweihung des Klinischen Institutes zur Erforschung des Herzinfarktes an der Med. Univ.-Klinik Heidelberg am 29. 10. 1973.

Schettler, G.: Risikofaktoren der Herz- und Gefäßkrankheiten. Med. Welt **25**, 1171 (1974).

Schettler, G.: Haben Völker mit einem hohen Fettkonsum eine höhere Skleroserate? In: Gefäßerkrankungen (F. Loogen, K. Credner, Hrsg.). Baden-Baden-Brüssel: Witzstrock 1974.

Schettler, G.: Arteriosklerose. In: Leistungs-Medizin, Sportmedizin für Klinik und Praxis. (K. D. Hüllemann, Hrsg.). Stuttgart: Thieme 1975.

Schimpf, K.: Epidemiologie des Herzinfarktes unter Berücksichtigung der europäischen Verhältnisse und der Risikofaktoren. In: Herzinfarkt und Blutgerinnung. XV. Hamburger Symp. über Blutgerinnung (R. Marx, H. A. Thies, Hrsg.). Stuttgart-New York: Schattauer 1972.

Schinz, H. R., Reich, Th.: Alter und Atherosklerose. Dtsch. med. Wschr. **80**, 952 (1955).

Schnebli, M.: Herzruptur und Herzinfarkt in historischer und aktueller Sicht. Schweiz. med. Wschr. **87**, 885 (1957).

Schönfelder, M., Zschoch, H. J.: Konstitution, Körper- und Herzgewicht bei Koronarsklerose und Myokardinfarkt. Z. ges. inn. Med. **22**, 415 (1967).

Schoenmackers, J., Campos, J. L.: Zentrale und periphere Ostiumbarrieren, eine spezielle Lokalisation der Koronarsklerose. Arch. Kreisl.-Forsch. **43**, 235 (1964).

Schoenmackers, J.: Bericht über die Häufigkeit von Koronarsklerose und Infarkt an Hand des Materials von 14 deutschen Pathologischen Instituten. 9th Conf. int. Soc. geogr. Pathol., Leiden 1966. Path. Microbiol. **30**, 561 (1967).

Seifert, A., Ullmann, W.: Statistische Analyse der Erkrankungen an Herzinfarkt an einem Nordbezirk der DDR. Ber. Ges. inn. Med. **5**, 101 (1967).

Shapiro, S., Weinblatt, E., Frank, C., Sager, R.: The H.I.P. study of incidence and prognosis of coronary heart disease. J. chron. Dis. **18**, 527 (1965).

Sievers, J.: Myocardial Infarction. Lund: Berlingska Boktryckeriet 1963.

Sievers, J.: Myocardial Infarction. Acta med. scand. **175**, Suppl. 406 (1963).

Simon, A. B., Alonzo, A. A.: Sudden Death in Nonhospitalized Cardiac Patients. Arch. intern. Med. **137**, 163 (1973).

Stamler, J., Epstein, F. H.: Coronary heart Disease: Risk Factors as Guides to Preventive Action. Prev. Med. **1**, 27 (1972).

Statistisches Jahrbuch der Deutschen Demokratischen Republik 1970. Berlin: Staatsverl. d. DDR 1971.

Storch, H. L., Engelmann, L., Kohler, H.: Der Herzinfarkt im jüngeren Lebensalter. Dtsch. Gesundh.-Wes. **26**, 1593 (1971).

Tayler, H. L. et al.: Coronary heart disease in selected occupations of American railroads in relation to physical activity. Circulation **40**, Suppl. 3, 202 (1969).

Titus, J. L., Oxman, H. A., Connolly, D. C., Nobrega, F. F.: Sudden unexpected death as the initial manifestation of coronary heart disease: clinical and pathological observations. Singapore Med. J. **14**, 291 (1973).

Todesursachenstatistik 1970 des Statistischen Bundesamtes. Dtsch. med. Wschr. **96**, 1148 (1971).

Uehlinger, E., Wuhrmann, E.: Die Todesfälle an Koronarsklerose in der Schweiz. Armee während des Aktivdienstes 1939/45. Vjschr. schweiz. Sanit.-Off. **24**, 26 (1947).

Uehlinger, E.: Die pathologische Anatomie der Koronarsklerose. Regensb. ärztl. Fortbild. **15**, 38 (1967).

Vedin, J.A., Elmfeldt, D., Tibblin, G., Wilhelmsen, L., Wilhelmsson, C.: Plötzlicher Herztod — Identifizierung sehr gefährdeter Gruppen. Verh. dtsch. Ges. inn. Med. **78**, 936 (1972).

Vollmar, F., Güthert, H., Meerbach, W., Brandt, M.: Zur Kenntnis der Koronarsklerose und ihrer Folgen (Statistische Untersuchungen an einem auslesefreien Obduktionsgut). I. Mitteilung: Die Koronarsklerose. Z. ges. inn. Med. **26**, 425 (1971).

Vollmar, F., Güthert, H., Merbach, W., Brandt, M.: Zur Kenntnis der Koronarsklerose und ihrer Folgen. II. Mitteilung: Der Myokardinfarkt. Z. ges. inn. Med. **26**, 451 (1971).

White, P.D.: The prognosis of angina pectoris and of coronary thrombosis. J. Amer. med. Ass. **87**, 1525 (1926).

Wilson, F.N., MacLeod, A.G., Barker, P.S.: The electrocardiogram in myocardial infarction with particular reference to the initial defections of the ventricular couple. Heart **16**, 155 (1933).

Wilson, F.N.: Amer. Heart J. 5, 599 (1930); zit. nach C.K. Friedberg: Erkrankungen des Herzens. Stuttgart: Thieme 1959.

Zschoch, H.J.: Die Herz- und Gefäßkrankheiten in der Sektionsstatistik. Ergebn. allg. Path. path. Anat. **47**, 59 (1966).

Zuckel, W. et al.: A short term community study of the epidemiology of coronary heart disease. Amer. J. publ. Hlth **49**, 1630 (1959).

III. Zur elektrokardiographischen Diagnostik des Myokardinfarktes

Die elektrokardiographischen Anzeichen eines frischen Infarktes, wobei die *Initialphase* mit einem spitzhohen T einer subendokardialen Ischämie und die nachfolgende ST-Senkung einer subendokardialen Läsion klinisch meist nicht gesehen werden, sind allgemein bekannt. Typischerweise treten während der *akuten Phase* eines Infarktes ein Infarkt-Q, eine konvex gehobene ST-Strecke und ein spitznegatives sog. koronares T in Erscheinung. Mit dem völligen Rückgang der Läsion, der Normalisierung der ST-Strecke, beginnt das Stadium des *frischen Infarktes,* das im allgemeinen 2–3 Monate dauert. Die Nekrosebildung ist dabei beendet, während die Ischämie sich in voller Entwicklung befindet und bei regressiver Tendenz häufigen Schwankungen unterworfen ist (Zuckermann, 1959).

Zeigt das EKG einen stabilen Stromkurvenverlauf, so ist das Stadium des *alten Infarktes* erreicht. Es persistiert das Infarkt-Q oder QS und T ist positiv oder bleibt konstant negativ. Die Positivierung der T-Welle tritt insbesondere bei den nicht-transmuralen Infarkten ein, bei denen die reaktive Hypertrophie der Grenzzone die charakteristischen Zeichen verwischt. Diese Veränderungen sind gewöhnlich bis zum Lebensende unverändert nachweisbar, so nicht durch nachfolgende Vorgänge, wie beispielsweise dem Auftreten eines Schenkelblockes, von Reinfarkten u. a., Maskierungen stattfinden. Aber auch bei Schenkelblockbildern ist die elektrokardiographische Diagnose eines Myokardinfarktes nicht ausgeschlossen (Chukwuemeka u. Mitarb., 1966), vor allem bei frischen Infarkten (Holzmann, 1955). Bestimmte Infarkte kommen gar nicht erst zur Ausbildung, da vorher in Form des sog. akuten Herztodes dem Leben zumeist schlagartig ein Ende gesetzt wird. Nach Davies (1971) wird der Aschoff-Tawara-Knoten in 84% der Fälle bei Männern, und in 93% bei Frauen durch die A. coronaria dextra versorgt. Nun hat nach Doerr (1972) die Sklerose der rechten Herzkranzarterie in ihrem Verlauf 2 Schwerpunkte, bei Männern vorwiegend auf der Strecke zwischen 2 und 4 cm, bei Frauen vorwiegend zwischen 7 und 9 cm jenseits des Ursprunges. Jeder Koronarverschluß unmittelbar vor Erreichung der dorsalen Mittellinie verursacht eine Ischämie des Atrioventrikularknotens und Todeseintritt durch Asystolie.

Da die typische formale Entwicklung der Infarzierungen im klinischen Ablauf großen Schwankungen unterworfen ist, zieht Holzmann (1955) die Bezeichnung *„frisches Stadium"*, das ausnahmsweise Monate dauern kann und *„reaktives Folgestadium"*, das sich schon nach wenigen Tagen einstellen kann, vor.

Nach Zuckermann (1959) tritt das sichere elektrokardiographische Kennzeichen eines Myokardinfarktes, das charakteristische Q, außer bei transmuralen Nekrosen dann auf, wenn das Subendokard nekrotisch wird oder die Nekrotisierung das äußere Drittel der Kammerwand erreicht. Der subendokardiale Infarkt der lateral-hohen Region sowie der sog. rudimentäre oder nicht-transmurale Vorderwandinfarkt (Holzmann, 1944, 1960; Kubicek, 1960) ergeben jedoch gewöhnlich keine Deformierung des QRS-Komplexes.

Es gilt demnach, je ausgeprägter ein Infarkt in Breite und Tiefe der Kammerwand, umso typischer die elektrokardiographischen Anzeichen. Je mehr normal erregbares Myokard bei einer Ableitung vorhanden ist, umso weniger charakteristisch ist vor allem die Veränderung des Ventrikelkomplexes. Ist das normal-reagierende Muskelgewebe zwischen dem nicht reagierenden Gewebe und der Elektrode sehr dünn, so erreicht die R-Zacke nicht die O-Linie, sondern erscheint nur als Kerbe innerhalb der tiefen Q-Zacke und bildet so ein w-förmiges QRS (Lepeschkin, 1957). Bei infarzierten Myokardregionen fallen auf Grund der elektrischen Inaktivität die in ihnen entstehenden Partialvektoren aus und bewirken eine Änderung des Summationsvektors. Dadurch kommt es zu infarktbedingten Abweichungen nicht nur des QRS-Komplexes, sondern auch der Achse von QRS. Je mehr Myokardfaser erhalten bleiben und bei Abheilung kompensatorisch hypertrophieren, umso mehr erregbares Potential steht zur Verfügung und kann die Wiederherstellung der R-Zacke bewirken. Die initiale Negativität des Kammerkomplexes bleibt bei entsprechend großer Infarktnarbe in der Regel erhalten, so nicht vorstehend genannte Veränderungen eintreten.

Nach Untersuchungen Gillmanns u. Bernauers (1972) ist es für die Aufstellung von EKG-Ableitungsprogrammen wichtig, daß bei ihrem Gesamtkollektiv die Ableitungen V3 und V4, III, V4 und I in über 50% der Infarkte typische Veränderungen zeigten. Ableitung II, V5 und V6 sowie V1 zeigten in unter 50% der Fälle diagnostisch verwertbare EKG-Kriterien. Weder die Einbeziehung der Papillarmuskeln noch des rechten Ventrikels hatten dabei charakteristische EKG-Zeichen.

Der ischämische Myokardbezirk wird jedoch nicht immer sofort vollkommen elektrisch inaktiv, so daß die charakteristische Veränderung der Kammeranfangsschwankung erst nach Stunden oder Tagen (nach Zuckermann bis zu 2 Wochen) in Erscheinung treten kann. Von besonderer Bedeutung ist in diesem Zusammenhang die Bemerkung von Schimert u. Mitarb. (1960), daß all diese Veränderungen nur insofern charakteristisch sind, als sie bei Koronarerkrankungen erfahrungsgemäß besonders häufig auftreten. Sie können jedoch grundsätzlich auch durch andere Krankheitsprozesse unter völlig verschiedenen Entstehungsbedingungen hervorgerufen werden. So wiesen de Pasquale u. Mitarb. (1964) darauf hin, daß transistorisch asystolische Myokardbezirke im EKG Anzeichen echter Herdläsionen hervorrufen können. Diese wären auch ohne entsprechendes morphologisches Substrat bei Tachykardien und Elektrolytstörungen zu beobachten und bieten eine Erklärung für sog. stumme Myokardinfarkte.

Herznekrosen als Folge von bestimmten Elektrolytverschiebungen, Steroidsubstitutionen sowie Streßeinwirkungen sind durch die grundlegenden Untersuchungen von Selye (1969) bekannt. In diesen ausgedehnten Studien ist nachgewiesen worden, daß durch eine Vielzahl von Drogen, physikalischen Mitteln, Allergenen und Infektionen Herznekrosen erzeugt werden können. Speziell konnte er nachweisen, daß es bei der Ratte gelingt, durch eine geeignete Behandlung mit halogenisierten Nebennierenrinden-Hormongemischen Nekrosen („infarctoid lesions") zu erzeugen. Es besteht mit Doerr (1973) Einigkeit darüber, daß noch niemals ähnliche, d. h. ausgedehnte und in ihrer klinischen Bedeutung dem Herzinfarkt vergleichbare Nekrosen beim Menschen mit Sicherheit beobachtet wurden. Es ist wesentlich, dies auseinanderzuhalten, da sonst folgenschwere unzutreffende Schlußfolgerungen bezüglich der Genese des Infarktes daraus gezogen werden. Doch darauf wird später noch ausführlicher eingegangen werden.

Auch Summationssystolen („fusion beats") sind nach Raunio u. Mitarb. (1963) vereinzelt durch Deformation des Kammerkomplexes in der Lage, ein Infarktbild vorzutäuschen. Von der Lungenembolie ist dies ja schon länger bekannt, weniger vom Spontanpneumothorax und Lungenemphysem (Ishikawa u. Mitarb., 1970). Ebenso sollen infarktähnliche Bilder nach hohen Dosen von Noradrenalin im Experiment auftreten (Kolin u. Mitarb., 1963). Durch die langjährigen Forschungen Fleckensteins (1971) ist bekannt, daß hohe Dosen von Isoproterenol infarktähnliche Bilder durch Steigerung des transmembranären Ca^{++}-Influxes verursachen. Metabolischen Veränderungen kommt also hierbei demnach ebenfalls eine Bedeutung zu.

Auch durch starke Hypokaliämie bedingte infarktähnliche Veränderungen sind geläufig (Laks u. Elek, 1964), ebenfalls bei toxischen oder infektiös-toxischen Erkrankungen des Herzmuskels. Schimert u. Mitarb. (1960) führen noch die Hyperkaliämie, die Amyloidose, die Hyperthyreose, die Nebenniereninsuffizienz und die diabetische Azidose an. Zerebralläsionen können ausnahmsweise gleichfalls „Pseudoinfarktbilder" hervorrufen. Ritter und Fattorusso (1965) nennen auch den Schock. Zum anderen ist die Kenntnis vorübergehender ST- und T-Veränderungen allein auf neuro-vegetativer Basis von Wichtigkeit (z. B. Reindell u. Mitarb., 1949; Delius, 1958), wobei die bekannten Tagesschwankungen und postprandialen sowie digitalisbedingten Veränderungen nur der Vollständigkeit halber Erwähnung finden sollen.

Mit Ritter und Fattorusso (1965) sei daran erinnert, daß QS-Zacken in den Brustwand-Ableitungen mit Ausnahme beim Myokardinfarkt auch bei einer Linkshypertrophie, beim Linksschenkelblock ($V_{1,2,3}$ und manchmal V_4) sowie beim chronischen Cor pulmonale beschrieben worden sind.

Die hohe, aber nicht absolute Assoziation einer abnormweiten Q-Zacke mit einem Myokardinfarkt war durch die grundlegenden Arbeiten von Fenichel und Kugell (1931), Wilson u. Mitarb. (1933), Büchner u. Mitarb. (1935, 1973), Myers u. Mitarb. (1948, 1949) nachgewiesen worden.

Jüngst berichteten Horan u. Mitarb. (1971) über die Überprüfung der Korrelation des QRS-Komplexes mit dem postmortal festgestellten anatomischen Befund bei 1184 Fällen mit normaler Überleitung. Folgende Ergebnisse sind daraus besonders erwähnenswert:

1. Die mechanische Feststellung der gänzlichen An- oder Abwesenheit einer Q-Zacke größer als 0,03 sec. führte zur „korrekten" Diagnose eines Infarktes oder keines Infarktes in 79% dieser Serie.

2. Bei normaler Überleitung war die isolierte abnorme Q-Zacke sowohl in den anteroseptalen als auch posterioren Zonen oft unrichtig (zu 46%). Gleichwohl waren abnorme Q-Zacken zur lateralen Region hin oder in Verbindung mit mehr als einer elektrokardiographischen Zone weniger falsche Voraussetzungen für einen Infarkt (4%). Nur der lateral-basale Bezirk scheint auf Grund der hohen Anzahl von sicheren antomisch nachweisbaren Infarzierungen und normalem QRS-Komplex eine „elektrische Stille" bezüglich der Entwicklung einer abnormen Q-Zacke zu besitzen.

So eindeutig die elektrokardiographische Diagnose eines „typischen" Myokardinfarktes heutzutage erscheint, umso schwieriger ist sie bei „atypischen" Verlaufsformen.

Reelle Prozentangaben darüber erstellen zu wollen, ist von vornherein illusorisch. Schätzungen nennen 20% (Huber u. Neumann, 1963) und 40% (La Due u. Mitarb., 1963). Die Zahl falscher EKG-Diagnosen ist nach der Übersicht von Schimert u. Mitarb. (1960) noch immer recht hoch, sie wird mit 20–25% angegeben. Dabei sind gegenüber dem akuten Infarktstadium die Infarktnarben im EKG noch wesentlich unsicherer zu beurteilen. Von Windsor (1963) wird beispielsweise darauf hingewiesen, daß die Diagnose eines Vorderwandinfarktes in 81% durch begleitende Anzeichen einer Linkshypertrophie, mehrfacher Infarkte und intraventrikulärer Leitungsstörungen erschwert wird. Da eine Vielfältigkeit infolge unterschiedlicher Wechselwirkungen durch schon vor dem Infarkt abnorm gerichteten Erregungsfaktoren möglich ist, sind die Reaktionsweise und damit das elektrokardiographische Kurvenbild nicht als uniform ablaufend erklärlich. Nach Zuckermann (1959) können verschiedene Vorgänge das Infarkt-Q maskieren:

1. Durch Schrumpfung des Narbengebietes wird der Erregungsausfall vom Potential des benachbarten Myokards überlagert.

2. Myokardinseln innerhalb der Nekrose entwickeln sich weiter, hypertrophieren und liefern ein registrierbares Potential.

3. Ein neuer Infarkt in einer entgegengerichteten Kammerregion kann den Nekrosevektor abermals umkehren und eine Positivität von QRS über dem alten Infarktgebiet bedingen.

4. Das Auftreten eines Linksschenkelblockes läßt initiale Positivität der umgekehrten Septumerregung erscheinen.

Außerdem kann nach Holzmann (1955) die Erkennung des charakteristischen elektrokardiographischen Infarktbefundes dadurch erschwert werden, daß das EKG schon vor dem Infarktereignis einen abnormen Grundtyp aufwies, mit dem sich das Infarkt-EKG überschneidet. So kann beispielsweise beim Zusammentreffen eines Vorderwandinfarktes im Frühstadium mit einem pathologischen Rechtstyp in den Extremitäten-Ableitungen das Infarktbild verwischt sein. In den Brustwand-Ableitungen bereitet das Hinzutreten eines supraapikalen Vorderwandinfarktes zu einem pathologischen Linkstyp oft diagnostische Schwierigkeiten. Ebenso kann ein WPW-Syndrom die Infarktzeichen völlig überdecken.

Auf alle Einzelheiten einzugehen, würde den hier gebotenen Rahmen sprengen. Es sei nur noch die Aufmerksamkeit auf die dem Infarkt folgende, oft klinisch feststellbare Pericarditis epistenocardica gelenkt, die die gegensinnige ST-Senkung in gewissen Ableitungen des frischen Infarktes verhindern kann.

Bei einem alten Hinterwandinfarkt ist nur ein tiefes und breites Q in III, aV_F, V_8 und D nachweisbar. Dieses pathologische Q (größer als $\frac{1}{4}$ von R und gleich oder breiter als 0,04 sec) kann bei leerer Anamnese differential-diagnostisch große Schwierigkeiten verursachen. Straube (1953) hebt besonders die Bedeutung der Ableitung aV_F für die Diagnose eines alten Hinterwandinfarktes hervor. Diese Ableitung gestatte es, ein lagebedingtes Q III von einem infarktbedingten Q III zu unterscheiden, da ein lagebedingtes Q III nicht in Ableitung aV_F erscheine.

Nach eigenen Erfahrungen kann ein sicher infarktbedingtes Q kleiner sein, so daß bei Fehlen indirekter Infarktzeichen später der elektrokardiographische Nachweis eines abgelaufenen Infarktes nicht erbracht werden kann. Ein großes, aber nicht infarktbedingtes Q kann nach SO (1970) auch bei Herzgesunden, z.B. ausgeprägter Linkslage des Herzens (QS), Rechtslage des Herzens (qR), Adipositas, Schwangerschaft und WPW-Syndrom, bei anderen Krankheiten, z.B. akutem Cor pulmonale (Lungenembolie), sowie bei Rechts- und Linkshypertrophie auftreten.

Daß bei unzweideutigen Infarkten eine Nivellierung der spezifischen EKG-Zeichen auftreten kann, ist vielfach beschrieben worden. Andersen und Skjaeggestedt (1964) sahen schon in den ersten 6 Monaten bis zu einem Jahr nach dem Infarkt in 31% der beobachteten 128 Infarktpatienten eine derartige Rückbildung. Ein vollständiges Verschwinden der Anzeichen eines überstandenen Infarktes konnte Hallen (1964) sogar bei 14% im Ruhe-EKG feststellen. Eine gegenseitige Aufhebung der charakteristischen Anzeichen kann durch Zusammentreffen von alten Vorder- und Hinterwandinfarkten (Kombinationsinfarkte) erfolgen, worauf besonders Straube (1953) hingewiesen hat. Mussafia und Puddu (1968) berichteten über 60 Fälle, bei denen zumeist der zweite Infarkt sich elektrokardiographisch nicht typisch manifestierte und zwar deshalb, weil zwei Drittel dieselbe Infarktlokalisation aufwiesen. In einer anderen Studie (Gironi u. Guidice 1967) von 50 an einem frischen Infarkt verstorbenen Patienten stellten sich bei der Autopsie bei 21 schon vorher abgelaufene Infarzierungen heraus, wobei sich jedoch nur bei 9 retrospektiv ein elektrokardiographischer Nachweis erbringen ließ. Die Aussagefähigkeit des Elektrokardiogramms bei rekurrierenden Myokardinfarkten überprüften jüngst Merril und Pearce (1971) an autoptisch kontrollierten Fällen. Von 21 Kranken ließ sich der neue Infarkt bei 17 durch besonders subtile Betrachtung nachweisen, während bei den restlichen 4 die Diagnose durch Superposition im alten Infarktgebiet nicht zu stellen war.

Ist nach Jahren noch ein negatives T vorhanden, so ist keine völlige Vernarbung anzunehmen, da immer noch geringe reaktive Veränderungen in der Grenzzone des Infarktes ablaufen (Holzmann, 1946). Erst wenn das T wieder positiv ist und als Folgezustand nur noch ein völliges Fehlen der R-Zacke oder eine Deformierung der QRS-Gruppe − entweder Fehlen von R, mit tiefer Q-Zacke und

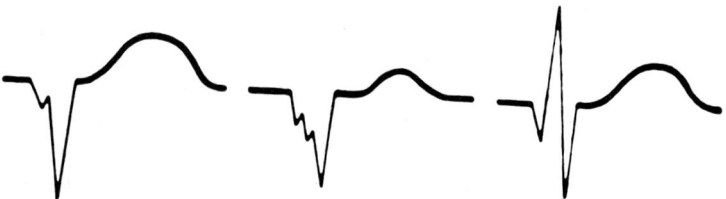

Abb. 10. Restzustände von Infarkten. 1. Fehlen von R, tiefe Q-Zacke mit „versenkter kleiner R-Zacke". 2. Fehlen von R, breite, träge und gesplitterte Q-Zacke. 3. Nur noch verbreiterte Q-Zacke (nach Reindell u. Klepzig, 1951)

versenkter kleiner R-Zacke, oder mit träger und gesplitterter Q-Zacke oder nur noch verbreiterter Q-Zacke bei einer großen R-Zacke (Abb. 10) – besteht, kann man von Restzuständen des Infarktes sprechen. Auch schon eine Verkleinerung der R-Zacke, eine kleine Q-Zacke an bestimmten Ableitungsstellen (V_1–V_3) kann bei normaler Herzlage das einzige, aber sichere Zeichen eines alten Infarktes sein. In V_4–V_6 ist eine Q-Zacke normal. Eine Q-Zacke kann aber in diesen Ableitungen als Restzustand eines Infarktes aufgefaßt werden, wenn sie in V_3 und V_4 tiefer und breiter ist als in V_5 und V_6, während normalerweise Q von V_4 bis V_6 im Verhältnis zur Amplitude von R an Größe zunimmt (Reindell u. Klepzig 1951).

Die elektrokardiographische Diagnose ist also in erster Linie möglich bei typischem, sofort auftretendem Befund, aber auch auf Grund der Verlaufskontrolle, die auch dann eine Diagnose erlaubt, wenn Spätbefunde keinen sicheren Hinweis mehr auf den überstandenen Infarkt geben. Das EKG ist wesentlich weniger aussagefähig, wenn nur ein Befund vorliegt, da bereits nach wenigen Wochen charakteristische Befunde im EKG eine sichere Zuordnung zu einem Infarkt nicht mehr erlauben können. Sehr oft wird ein typischer Infarkthinweis übersehen, nämlich das niedrige R in V_6 bei linkstypischen Kammergruppen in den Extremitäten-Ableitungen. Die meisten Lateralinfarkte zeigen in den späteren Stadien der Rekompensation dieses Zeichen, das dann als „Nichtinfarkt-EKG" mißdeutet wird (Gillmann, 1970). Das ist dann der Fall, wenn die Nekrose auf die subepikardialen Schichten begrenzt bleibt. Diese Variation soll jedoch nach Ritter und Fattorusso (1965) nicht häufig eintreten. Friedberg (1959) erwähnt, daß in wenigen Fällen der wesentliche Befund eines Infarktes eine Niedervoltage weniger als 0,5 mV oder 5 mm des QRS-Komplexes in allen Ableitungen mit oder ohne Negativität der T-Wellen darstellen kann. Häufig sind die QRS-Komplexe nicht nur von geringer Spannung, sondern auch aufgesplittert und verknotet und können über die Grenze des Normalen von 0,1 sec hinaus verbreitert sein. Dieser Befund ginge sowohl mit frischen als auch mit alten Myokardinfarkten einher.

Kienle (1946) wies darauf hin, daß dem Belastungs-EKG insofern Bedeutung zukäme, als bei noch frischem Infarkt ein noch frischeres Stadium für die Dauer von Minuten provoziert werden könne. Bei einer Infarktnarbe nähme der elektrokardiographische Kurvenverlauf ebenfalls oft die Form eines frischeren Infarktes an. Vor dieser Methode ist jedoch in praxi der Gefährlichkeit wegen zu warnen, da in der Mehrzahl eine ergometrische Überwachung wohl nicht gegeben ist. Ansonsten ist das Belastungs-EKG die Methode der Wahl, um eine latente Koronarinsuffizienz erfassen zu können. Während der Belastung auftretende horizontale oder deszendierende ST-Senkungen sind pathognomonisch für eine Koronarinsuffizienz (Blümchen, 1973). Da bei 25–50% der Patienten mit koronarer Herzerkrankung ein normales Ruhe-EKG gefunden wird, gehört das Belastungs-EKG sowohl zur Diagnostik wie zum Ausschluß dieser Erkrankung (Becker u. Mitarb., 1974).

Von 50 Patienten, bei denen durch vielseitige Nachweisverfahren ein Infarkt gesichert werden konnte, boten 45 typische elektrokardiographische Zeichen. Die restlichen 5 Infarktkranken wiesen auch bei Kontrolle keine markanten EKG-Veränderungen auf (Schroeder, 1965). So berichtete auch Schnebli (1955), daß bei 300 Infarkten in 37,7% atypische elektrokardiographische Verlaufsformen eingetreten seien. Beachtung finden muß dabei aber auch der Hinweis von Elsner und Schweizer (1965), daß charakteristische elektrokardiographische Veränderungen nur in ventrikulären Extrasystolen erkennbar sein können und daß bei Abweichung von AQRS nach − 60° bis − 90° ebenfalls ein Infarkt in Frage käme.

Andererseits fand Teichmann (1953) bei der Befundung von 16 761 Elektrokardiogrammen 21 sichere Infarkte, die schmerzfrei und ohne klinische Erscheinungen verlaufen waren. Kenter u. Mitarb. (1963) erfaßten bei der Auswertung von 58 635 Elektrokardiogrammen zufällig 554 (10,5%) sichere, vordem unbekannte Infarkte. Aufschlußreich in dieser Hinsicht ist auch die prospektive Framingham-Studie. In einem Beobachtungszeitraum von 4 Jahren wurden bei über 5 000 Personen 73mal Infarkte elektrokardiographisch registriert. Davon waren 58 typisch, 8 atypisch und 7 stumm verlaufen (Dawber u. Mitarb., 1956; Stokes u. Dawber, 1959). Auch im weiteren Verlauf hat die Framingham-Studie gezeigt, daß von vier Infarkten ein Fall asymptomatisch verläuft oder mit derartig atypischen Symptomen, daß er anfangs nicht als Infarkt erkannt wird (Kannel, 1973). In zwei weiteren prospektiven Studien treten ganz ähnliche Erscheinungen auf. Lindberg u. Mitarb. (1960) fanden, daß 15% aller Infarkte unbemerkt verlaufen. Auch in der Western Collaborative Group Study wurden bis 1966 insgesamt 73 Infarkte klinisch nicht diagnostiziert (Rosenmann u. Mitarb., 1967), wobei in dieser Zahl die plötzlichen Todesfälle nicht enthalten sind. Und das noch dazu bei einer fortlaufenden Überwachung! Unter 100 Infarktpatienten waren 7 zufällig von Fagin und Chapnick (1950) elektrokardiographisch entdeckt worden. Kisch (1947) berichtete über 2 Patienten, die infolge Überängstlichkeit in dauernder ärztlicher Kontrolle standen. Bei einem von Ihnen wurde durch eine routinemäßige EKG-Kontrolle ein völlig symptomloser Infarkt aufgedeckt. Ähnliche Beispiele ließen sich noch lange fortsetzen. Sie zeigen, daß diese Vorkommnisse keine Seltenheit darstellen.

Heinecker und Siedow (1961) berichteten beispielsweise über abortive Myokardinfarkte mit abnormem elektro-kardiographischem EKG-Ablauf, wobei es bei sicherer klinischer Diagnose lediglich zu einer länger bestehenbleibenden ST-Anhebung bei gleichzeitig hochpositivem T gekommen war. Auch Johnson u. Mitarb. (1959) haben an einem später autoptisch kontrollierten Untersuchungsgut nachgewiesen, daß in vivo 39% der antero- und anterolateralen Infarkte und 54% der Hinterwand- und hinteren Lateralinfarkte der elektrokardiographischen Erfassung entgehen. Wie schon erwähnt, schneiden unter den Hinterwandinfarkten hinsichtlich der elektrokardiographischen Erfaßbarkeit die postero-lateralen Infarkte besonders schlecht ab (Portheine u. Hesse, 1963). Als stark verdächtig auf abgeheilten posterolateralen Infarkt wurden von diesen Autoren angeführt:
1. R-Amplitudensturz von V_5 nach V_6,
2. Verschiebung des RS-Quotienten nach links (R erst in V_5/V_4 größer als S).
3. Ausgesprochener Linkstyp in den Extremitätenableitungen.
4. Überhöhte R-Zacken in den parasternalen Brustwand-Ableitungen. Oft Kombination mit hochpositiven T (sogenannten indirekten Infarktzeichen − spiegelbildliches Infarkt-Q der Herzhinterwand).
Daß ein normales Elektrokardiogramm die Möglichkeit eines vorangegangenen Infarktes nicht ausschließt, ist also geläufig (Cox, 1967; Kalbfleisch u. Mitarb., 1968). So bewirkt der sehr seltene isolierte Septuminfarkt, wenn er nicht auf die Vorder- oder Hinterwand übergreift, keine typischen Infarktzeichen (Reindell u. Klepzig, 1951). Nach Holzmann (1956) sind 2% der Infarkte elektrokardiographisch stumm. Dies trifft besonders − wie oben ausgeführt − für Lateralin-

farkte sowie Lokalisation in den Mittelschichten der Kammerwand und in Teilen des Septums zu. Nach Angaben Lepeschkins (1957), eines der besten Kenner des Elektrokardiogramms, ist der einzige Infarkttyp, der theoretisch allen elektrokardiographischen Routineuntersuchungen entgehen würde, ein alter, kleiner intramuraler Infarkt oder ein alter Lateralinfarkt, wenn er durch einen Linksschenkelblock kompliziert ist.

Bei früheren Untersuchungen (Mörl, 1964) konnten die von Morawitz und Hochrein (1928) angenommenen „stummen" Zonen im Herzmuskel als Erklärung für unbemerkt verlaufende Infarkte durch Feststellung gleicher Lokalisation mit den typischen Infarkten nicht bestätigt werden.

Bei der diagnostischen Auswertung des Infarkt-EKGs müssen wir uns − um mit den Worten Holzmanns (1955) zu sprechen − seiner Bedeutung völlig klar sein: Tatsächlich zeigt es uns nichts anderes an, als eine Funktionsstörung infolge einer schwerwiegenden, *örtlich umschriebenen Stoffwechselstörung des Myokards.*

Weitergehende Schlüsse sind erst unter Berücksichtigung *der Anamnese, der übrigen klinischen Befunde* und gelegentlich sogar erst *des weiteren Verlaufes* zulässig. Die Beobachtung des elektrokardiographischen Ablaufes mit vollem Ableitungsprogramm ermöglicht uns am besten, über die durch die lokale Störung des myokardialen Stoffwechsels bedingte Funktionsstörung hinaus auf eine pathologischanatomisch faßbare Strukturveränderung im Sinne der Nekrose zu schließen. Daß dabei falsch-positive als auch falsch-negative Aussagen herauskommen, ist, wie oben dargelegt, bekannt. Trotz all dieser Einschränkungen besitzt in Kenntnis dieser Abweichungsmöglichkeiten das EKG gerade für die Infarktdiagnostik eine hohe Aussagefähigkeit, weshalb seine Brauchbarkeit in der Klinik auch weiterhin nicht in Zweifel gezogen werden kann.

Literatur

Anderson, N., Skayeggestadt, O.: The electrocardiogram in patients with previous myocardial infarction. Acta med. scand. **176**, 123 (1964).

Becker, H.J., Kober, G., Kaltenbach, M.: Diagnostik der koronaren Herzkrankheit. Klinikarzt **4**, 107 (1974).

Blümchen, G.: Belastbarkeitsprüfungen bei Koronarkranken und ihre Bewertung in der Praxis. Med. Welt **24**, 1928 (1973).

Büchner, F., Weber, A., Haager, B.: Koronarinfarkt und Koronarinsuffizienz in vergleichender elektrokardiographischer und morphologischer Untersuchung. Leipzig: Thieme 1935.

Büchner, F.: Herzinfarkt, Koronarthrombose und akuter Koronartod des Menschen. München-Berlin-Wien: Urban & Schwarzenberg 1973.

Chukwuemeka, A. C., Bollinger, A., Scheu, H.: Zur Diagnose von Myokardinfarkten bei Schenkelblockbildern und ventrikulären Extrasystolen. Schweiz. med. Wschr. **96**, 845 (1966).

Cox, C. J. B.: Return to normal of the electrocardiogram after myocardial infarction. Lancet **1967 I**, 1194.

Davies, M. J.: Pathology of conducting tissue of the heart. London: Butterworths 1971.

Dawber, Th. R., Mann, G. V., Moore, F. E.: Prevalence and Incidence of Coronary Heart Disease in the Framingham Study. Circulation **14**, 926 (1956).

Delius, L.: Zur Problematik der Coronarinsuffizienz im EKG. Bad Oeynhausener Gespräche II. Berlin-Göttingen-Heidelberg: Springer 1958.

De Pasquale, N. P., Burch, G. E., Philips, J. H.: Electrocardiographic alterations associated with electrically „silent" areas of myocardium. Amer. Heart J. **68**, 697 (1964).

Doerr, W.: Plötzlicher Herztod — Morphologische Aspekte. Verh. dtsch. Ges. inn. Med. **78**, 944 (1972).

Doerr, W.: Der Streit um die Entstehung des Herzinfarktes. Ärztl. Prax. **25**, 3793 (1973).

Eisner, M., Schweizer, W.: Warum übersehen wir Myokardinfarkte? Dtsch. med. Wschr. **90**, 767 (1965).

Fagin, D., Chapnick, H. A.: Clinical Patterns of Myocardial Infarction in ambulant Patients. Ann. intern. Med. **32**, 243 (1950).

Fenichel, N. M., Kugell, V. H.: The large Q-wave of the electrocardiogram. A correlation with pathological observations. Amer. Heart J. **7**, 235 (1931).

Fleckenstein, A.: Pathophysiologische Kausalfaktoren bei Myokardnekrose und Infarkt. Wien Z. inn. Med. **52**, 133 (1971).

Friedberg, Ch. K.: Erkrankungen des Herzens. Stuttgart: Thieme 1959.

Gillmann, H.: Persönliche Mitteilung.

Gillmann, H., Bernauer, U.: Vergleichsuntersuchungen zwischen EKG-Infarktlokalisation und topographisch-anatomischer Lokalisation. Z. Kreisl.-Forsch. **61**, 181 (1972).

Gironi, G., Giudice, N.: ECG and anatomical-pathological study of 21 cases of myocardial infarctions in subjects with a history of myocardial infarctions. Folia Cardiol. (Milano) **26**, 254 (1967).

Hallen, A.: Angina pectoris. A clinical study with special Reference to Surgical Treatment. Acta chir. scand. Suppl. 323 (1964).

Heinecker, R., Siedow, K.: Über abortive Myokardinfarkte mit abnormen elektrokardiographischem Formablauf. Med. Welt **1961**, 175.

Holzmann, M., Spühler, O.: Infarkt-EKG und Veronalvergiftung. Cardiologica **6**, 225 (1942).

Holzmann, M.: Der rudimentäre Vorderwandinfarkt. Helv. med. Acta. **11**, 47 (1944).

Holzmann, M.: Klinische Elektrokardiographie. 3. Aufl. Stuttgart: Thieme 1955.

Holzmann, M.: Coronarinsuffizienz und EKG. Schweiz. med. Wschr. **90**, 719 (1960).

Horan, L. G., Flowers, N. C., Johnson, J. C.: Significance of the Diagnostic Q Wave of Myocardial Infarction. Circulation **43**, 428 (1971).

Hueber, E. F., Neumann, H.: Klinik und Therapie des atypischen Herzinfarktes. Wien. klin. Wschr. **75**, 505 (1963).

Jshikawa, K., Eddelmann, E. E., Pipberger, H. V.: Electrocardiograms in pulmonary emphysema mimiking myocardial infarction. A frequent dilemma. Med. Ann. D. C. **39**, 20 (1970).

John on, W. J., Achor, R. W. P., Burchell, N. L., Edwards, J. E.: Unrecognized Myocardial Infarction. Arch. intern. Med. **103**, 253 (1959).

Kabelitz, H. J.: Differentialdiagnose des Herzinfarktes im Elektrokardiogramm. Internist. Prax. **3**, 341 (1963).

Kalbfleisch, J. M., Shadasharappa, K. S., Conrad, L. L., Sarkar, N. K.: Disappearance of the Q-defection following myocardial infarction. Amer. Heart J. **76**, 193 (1968).

Kannel, W. B.: Jagd auf den hinterhältigen Lebensdieb. Kard. aktuell **1**, 4 (1973).

Kellog, F.: Zit. nach Lempert, G. L.: Fortschritte der Elektrokardiologie 1963 und 1964. Wien-New York: Springer 1966.

Kenter, H., Zens, U., Hasenohr, M.: Katamnestische Beobachtungen bei Herzinfarkt. Münch. med. Wschr. **105**, 1797 (1963).

Kienle, F.: Das Belastungselektrokardiogramm und das Steh-EKG. Leipzig: Thieme 1946.

Kisch, B.: Der okkulte Herzinfarkt. Cardiologia **13**, 219 (1948).

Kolin, A., Kvasnicka, J.: Pseudoinfarction Pattern of the QRS-Complex in Experimental Cardiac Hypoxia Induced by Noradrenalin. Cardiologia **43**, 362 (1963).

Kubicek, F.: Die Klinik der nicht-transmuralen Infarkte der Herzvorderwand. Arch. Kreisl.-Forsch. **32**, 110 (1960).

La Due, J. S.: Occult myocardial infarction. Dis. Chest. **43**, 120 (1963).

Laks, M. M., Elek, S. R.: Hypopotassemia Resembling Myocardial Ischemia. Dis. Chest. **46**, 609 (1964).

Lepeschkin, E.: Das Elektrokardiogramm. 3. Aufl. Dresden-Leipzig: Steinkopff 1957.

Lindberg, H. A., Berkson, D. M., Stamler, J., Poindexter, A.: Totally asymptomatic myocardial infarction: An estimate of its incidence in the living population Arch. intern. Med. **106**, 628 (1960).

Melichar, F., Jedlicka, V., Havlik, L.: A Study of Undiagnosed Myocardial Infarctions. Acta med. scand. **174**, 761 (1963).

Merill, Sl. L., Pearce, M. L.: An autopsy study of the accuracy of the electrocardiogram in the diagnosis of recurrent myocardial infarctions. Amer. Heart J. **81**, 48 (1971).

Mörl, H.: Über den Myokardinfarkt. Virch. Arch. path. Anat. **337**, 383 (1964).

Morawitz, P., Hochrein, M.: Zur Diagnose und Behandlung der Koronarsklerose. Münch. med. Wschr. **75**, 17 (1928).

Myers, G. B., Klein, H. A., Stofer, B. E.: I. Correlation of electrocardiographic and pathologic findings in anteroseptal infarction. Amer. Heart J. **36**, 535 (1948).

Myers, G. B., Klein, H. A., Hiratzka, T.: II. Correlation of electrocardiographic and pathologic findings in large anterolateral infarcts. Amer. Heart J. **36**, 838 (1948).

Myers, G. B., Klein, H. A., Hiratzka, T.: III. Correlation of electrocardiographic and pathologic findings in anteroposterio infarction. Amer. Heart J. **37**, 205 (1949).

Myers, G. B., Klein, H. A., Hiratzka, T.: IV. Correlation of electrocardiographic and pathologic findings in infarctions of the interventricular septum and right ventricle. Amer. Heart J. **37**, 720 (1949).

Myers, G. B., Klein, H. A., Hiratzka, T.: V. Correlation of the electrocardiographic and pathologic findings in posterior infarction. Amer. Heart J. **38**, 547 (1949).

Myers, G. B., Klein, H. A., Hiratzka, T.: VI. Correlation of electrocardiographic and pathologic findings in posterolateral infarction. Amer. Heart J. **38**, 837 (1949).

Myers, G. B., Klein, H. A., Stofer, B. E.: VII. Correlation of electrocardiographic and pathologic findings in lateral infarction. Amer. Heart J. **37**, 372 (1949).

Mussafia, A., Puddn, N.: Electrocardiographic patterns in recurrent myocardial infarction. Geriatrics **23**, 132 (1968).

Pardee, H. E. B.: An erg sign of coronary artery obstruction. Arch. intern. Med. **26**, 244 (1920).

Portheine, H., Hesse, G.: Zur elektrokardiographischen Diagnostik der Posterolateral-Infarkte unter Berücksichtigung der vektordiagraphischen Befunde. Med. Welt **1963**, 925.

Raunio, H., Anttonen, V.M., Leskinen, E., Holkainen, T.: Ventricular fusion beats. Ann. med. intern. Finniae **52**, 217 (1963).

Reindell, H., Schildge, E., Klepzig, H.: Nachweis seelisch bedingter Kreislaufstörungen in Hypnose. Verh. dtsch. Ges. inn. Med. **55**, 605 (1949).

Reindell, H., Klepzig, H.: Die neuzeitlichen Brustwand- und Extremitäten-Ableitungen in der Praxis. Stuttgart: Thieme 1951.

Ritter, O., Fattorusso, V.: Atlas der Elektrokardiographie. 3. Aufl. Basel-New York: Karger 1965.

Rosenman, R.H., Friedmann, M., Jenkins, C.D., Straus, R., Wurm, M., Kositschek, R.: Clinically Unrecognized Myocardial Infarction in the Western Collaborative Group Study. Amer. J. Cardiol. **19**, 776 (1967).

Schimert, G., Schimmler, W., Schwalb, H., Eberl, J.: Die Coronarerkrankungen. In: Handbuch der Inneren Medizin (G. v. Bergmann, W. Frey, H. Schwiegk, Hrsg.), Bd. 9, Teil 3. Berlin-Göttingen-Heidelberg: Springer 1960.

Schnebli, M.: Zur Klinik des Herzinfarktes. Cardiologia **26**, 129 (1955).

Schroeder, T.M.: Die Sicherung der Diagnose des akuten Herzinfarktes in der Praxis durch Elektrokardiogramm, Blutkörperchensenkungsgeschwindigkeit, Bestimmung der Fermentaktivitäten und Leukozytenzählung. Med. Welt **1965**, 237.

Seyle, H.: Elektrolyte, Streß und Herznekrose. Basel-Stuttgart: Schwabe 1960.

So, C.S.: Das Elektrokardiogramm bei Herzinfarkt. Klin. Tab. 14: Der Hinterwandinfarkt. Med. Klinik **65**, H. 13 (1970).

Stokes, J., Dawber, T.R.: The „Silent Coronary": The frequency and clinical characteritics of unrecognized myocardial infarction in the Framingham-Study. Ann. intern. Med. **50**, 1359 (1959).

Straube, K.H.: Der elektrokardiographische Nachweis alter Herzinfarkte. Leipzig: Thieme 1953.

Teichmann, G.: Über schmerzlosen Myokardinfarkt. Z. ärztl. Fortbild. **47**, 188 (1953).

Wilson, F.N., Mac Leod, A.G., Barker, P.S.: The electrocardiogram in myocardial infarction with particular reference to the initial defections of the ventricular couple. Heart **16**, 155 (1933).

Winsor, T.: Zit. nach Lempert, G.L.: Fortschritte der Elektrokardiologie 1963 und 1964. Wien-New York: Springer 1966.

Zuckermann, R.: Grundriß und Atlas der Elektrokardiographie. 3. Aufl. Leipzig: Thieme 1959.

IV. Eigene Untersuchungen zur Häufigkeit des „stummen" Myokardinfarktes im Sektionsgut

Die klinisch nicht in Erscheinung tretenden Infarkte lassen sich einigermaßen exakt durch die Sektion erfassen. Da im ehemaligen Land Sachsen schon immer eine Bereitschaft bestand, Sektionen durchführen zu lassen und zudem seit ca. 1956 eine gesetzliche Regelung der Obduktionsmöglichkeit unklarer und plötzlicher Todesfälle eingeführt worden ist, wird der Großteil aller Verstorbenen − nicht nur der Hospitalisierten − einer Sektion unterzogen. Damit kommt in diesem Land den statistischen Erhebungen großer Pathologischer Institute repräsentativer Aussagewert zu. In besonderem Maße trifft dies für das Pathologische Institut „St. Georg" in Leipzig zu, schon jeher als größte Prosektur Deutschlands bekannt. Die postmortale Feststellung von abgelaufenen Infarzierungen des Herzmuskels dürfte also gegenüber den elektrokardiographischen Befunden bei klinischen Untersuchungen eine wesentlich höhere Sicherheitsquote besitzen. Die pathologisch-anatomische Diagnose eines Myokardinfarktes ist weitaus unzweideutiger als die elektrokardiographische und die Möglichkeit einer falsch-positiven oder falsch-negativen Aussage fällt weg.
Die Zunahme des Infarktes in den einzelnen Jahren vermittelt die nachfolgende Tabelle 7.
Die durch langwierige elektro-anatomische Korrelation empirisch gewonnene klinische Nomenklatur der Infarkte mit heute allgemein gebräuchlichen 13 Unterteilungen wird von pathologischer Seite nicht allerorts benutzt. Um aber dieser einigermaßen gerecht zu werden, ist in Tabelle 8 eine größtmögliche Unterteilung vorgenommen worden, mit Ausnahme der in den Protokollen meist nicht erwähnten Seitenwand des linken Ventrikels.
Hierbei kann man keine wesentliche Verschiebung in der Lokalisation bei den beiden Vergleichsgruppen wahrnehmen. Bei beiden steht die

Tabelle 7. Anzahl der Myokardinfarkte (insgesamt und nach Geschlechtern getrennt) der Jahre 1953–1966 im Sektionsgut des Pathologischen Instituts St. Georg, Leipzig. Die Zunahme läßt sich statistisch (CI-Quadrat-Test) ab 1963 auch statistisch sichern (P 0,01)

Jahr	Anzahl der Sektionen	Infarkte	♂	♀	Prozent
1953	1307	64	45	19	4,9
1954	1337	56	38	18	4,2
1955	1421	86	62	24	5,9
1956	1460	98	68	30	6,7
1957	1702	105	70	35	6,2
1958	1798	130	101	29	7,2
1959	2105	138	89	49	6,6
1960	2271	165	115	50	7,3
1961	2126	149	96	53	7,0
1962	2733	166	117	49	6,1
1963	2927	324	217	107	11,1
1964	3021	326	201	125	10,8
1965	2969	329	201	128	11,1
1966	3151	400	273	127	12,7

Tabelle 8. Lokalisation der Myokardinfarkte in den beiden Vergleichsjahrzehnten am Pathologischen Institut St. Georg, Leipzig

	1930–1939	1953–1962
Vorderwand	18 = 8,1%	126 = 10,9%
Vorderwand und Spitze	9 = 4,1%	64 = 5,5%
Vorderwand und Hinterwand und Spitze	8 = 3,6%	31 = 2,7%
Vorder- und Hinterwand und Spitze und Septum	14 = 6,5%	36 = 3,1%
Septum und Vorderwand	19 = 8,6%	140 = 12,1%
Hinter- und Vorderwand	23 = 10,4%	184 = 15,9%
Hinterwand	38 = 17,2%	199 = 17,2%
Septum	5 = 2,3%	19 = 1,6%
Spitze	5 = 2,3%	10 = 0,9%
Septum und Spitze und Vorderwand	17 = 7,8%	42 = 3,6%
Hinterwand und Septum	15 = 6,8%	94 = 8,1%
Hinter- und Vorderwand und Septum	27 = 12,2%	165 = 14,3%

	1930–1939	1953–1962
Hinterwand und Spitze	9 = 4,1%	20 = 1,7%
Spitze und Septum	3 = 1,4%	4 = 0,3%
Hinterwand und Spitze und Septum	10 = 4,5%	10 = 0,9%
Verschiedenes	1 = 0,4%	13 = 1,1% (davon 4 aus- schließlich In- farkte des rechten Ventrikels)
	221	1157

Tabelle 9. Lokalisation der 272 stummen Myokardinfarkte

Vorderwand	29 = 10,7%
Vorderwand und Spitze	25 = 9,2%
Vorderwand und Spitze und Hinterwand	12 = 4,4%
Vorderwand und Spitze und Hinterwand und Septum	5 = 1,0%
Septum und Vorderwand	30 = 11,0%
Hinterwand und Vorderwand	33 = 12,1%
Hinterwand	52 = 19,1%
Septum	5 = 1,8%
Spitze	2 = 0,7%
Septum und Spitze und Vorderwand	6 = 2,2%
Hinterwand und Septum	24 = 8,8%
Hinterwand und Septum und Vorderwand	37 = 13,6%
Hinterwand und Spitze	5 = 1,8%
Spitze und Septum	2 = 0,7%
Hinterwand und Spitze und Septum	4 = 1,5%
rechter Ventrikel	1 = 0,4%

Anzahl der reinen Hinterwandinfarkte an erster Stelle. Bei Gegenüberstellung mit den von Goder (1959) bearbeiteten akut tödlichen
Infarkten sieht man bei diesen ein Überwiegen der Vorderwandinfarkte. Auf Grund dieser Ergebnisse könnte man zu dem Schluß
kommen, daß die Hinterwandinfarkte eine bessere Prognose hätten,
was eine Bestätigung der Ansicht Gillmanns (1955) wäre, daß die
geringste Letalität bei Hinterwandinfarkten anzutreffen sei. Andererseits wurde aber festgestellt, daß die Vorderwandinfarkte keine

schlechtere Prognose als die Hinterwandinfarkte hatten. Wie unsere Untersuchung zeigt, muß bei der Diskussion über diese Frage das Alter der Infarkte berücksichtigt werden. Bei Vergleich der Lokalisation aller Myokardinfarkte mit der örtlichen Manifestation der stummen Infarkte (Tabelle 9) ergibt sich, daß keine statistisch signifikanten Unterschiede bestehen. (jeweils $P > ,05$)

Betrachten wir noch kurz das arterielle Versorgungssystem des Herzmuskels, so ist aus Tabelle 10 ersichtlich, daß bei Gegenüberstellung der beiden Jahrzehnte ebenso wie bei der Infarktlokalisation erwartungsgemäß keine große Diskrepanz im Befall der einzelnen Arterienäste besteht. Wie anderweitig ebenfalls festgestellt, ist der proximale Anteil des Ramus descendens der linken Koronararterie am häufigsten befallen. Zusammengenommen sind die linke Koronararterie in 56,8%, die rechte in 8,6% und beide zusammen in 33,9% betroffen.

Mehrzeitige Myokardinfarkte waren von 1930 bis 1939 in 25,3%, von 1953 bis 1962 in 32,2%, akute und chronische Aneurysmen in 57,5% bzw. in 64,7% vorhanden. Wartmann und Hellerstein (1948) sahen bei 2 000 laufenden Sektionen 235 Infarkte in 160 Fällen, dabei 94 Einzelinfarkte und 64 Reinfarkte.

Die zunehmende klinische Erkennung des Infarktes in den letzten

Tabelle 10. Befall der Herzkranzgefäße durch die Koronarsklerose

	1930–1939	1953–1962
Linke Koronararterie		
Hauptstamm	54 = 24,4%	273 = 23,6%
Ramus descendens	75 = 33,9%	350 = 30,3%
Ramus desc. u. circ.	18 = 8,1%	153 = 13,2%
Ramus circumflexus	18 = 8,1%	119 = 10,3%
Rechte Koronararterie	22 = 9,9%	100 = 8,6%
Beide Koronararterien	54 = 24,4%	273 = 23,6%
Rechte Koronararterie u. Ramus circumflexus	3 = 1,4%	26 = 2,2%
Rechte Koronararterie u. Ramus descendens	16 = 7,2%	93 = 8,0%
Verschiedenes	–	8 = 0,7%
	221	1157

Jahrzehnten kommt in den diagnostischen Angaben auf den Leichen-einlieferungsscheinen deutlich zum Ausdruck. Unter den von 1930 bis 1939 verzeichneten 221 Fällen wurde bei 62 = 28% schon klinisch die Diagnose gestellt oder zumindest der Verdacht geäußert. Diese Zahl ist allerdings durch die ersten 3 Jahre schwer belastet, 1934 wird er unter 22 Fällen bereits fünfmal und 1935 unter 25 Fällen gar zehnmal klinisch erkannt.

Im Gegensatz zu den von 1930 bis 1939 klinisch diagnostizierten 28% stieg die Anzahl der in den Jahren 1953–1962 erkannten Myokard-farkte auf 55%, also fast auf das Doppelte an. In den Jahren von 1962–1966 reduzierte sich die Zahl der klinisch erkannten Infarkte auf 43%. Im folgenden bezieht sich die nähere Aufschlüsselung nur auf die Jahre von 1953–1962.

Trotz dieses eindeutig ersichtlichen Fortschrittes entziehen sich aber

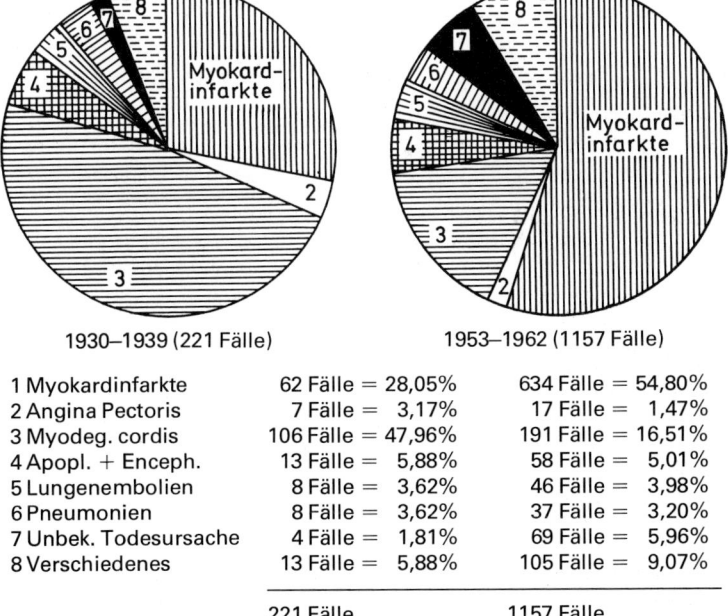

	1930–1939 (221 Fälle)	1953–1962 (1157 Fälle)
1 Myokardinfarkte	62 Fälle = 28,05%	634 Fälle = 54,80%
2 Angina Pectoris	7 Fälle = 3,17%	17 Fälle = 1,47%
3 Myodeg. cordis	106 Fälle = 47,96%	191 Fälle = 16,51%
4 Apopl. + Enceph.	13 Fälle = 5,88%	58 Fälle = 5,01%
5 Lungenembolien	8 Fälle = 3,62%	46 Fälle = 3,98%
6 Pneumonien	8 Fälle = 3,62%	37 Fälle = 3,20%
7 Unbek. Todesursache	4 Fälle = 1,81%	69 Fälle = 5,96%
8 Verschiedenes	13 Fälle = 5,88%	105 Fälle = 9,07%
	221 Fälle	1157 Fälle

Abb. 11. Aufteilung der klinischen Diagnosen von 221 Infarkten der Jahre 1930–1939 und von 1157 Infarkten der Jahre 1953–1962 (Mörl, 1964)

auch heute noch viele Infarkte ihrer Erkennbarkeit. Unser Sektionsgut vermittelt dafür einen guten Gesamteindruck, weil es sich in den letzten Jahren fast zur Hälfte aus Außensektionen zusammensetzt und somit nicht nur das Spiegelbild einer einzigen Klinik darstellt. Der Hauptanteil der früheren klinischen Diagnosen, die unter Punkt 3 in der Abb. 11 zusammengefaßten Fälle von Myodegeneratio cordis, von Herzdekompensation, Koronarsklerose oder des so beliebten ,,Myokardschadens" ist von 48% auf 17% abgesunken, aber auch jetzt noch bemerkenswert hoch.

Auffälligerweise ist die Angina pectoris sehr selten genannt worden und ging von 3,2% auf 1,5% zurück. Hingegen sind die als Lungenembolie, Apoplexie und Enzephalomalazie sowie die als Pneumonie aufgefaßten Myokardinfarkte – die sogenannten Schmerzäquivalente – nahezu gleich geblieben.

Die Erhöhung der mit unbekannter Todesursache eingelieferten Leichen (s. Abb. 12) ist auf die Zunahme der sogenannten Verwaltungssektionen zurückzuführen. Unter Verschiedenes wurden alle anderen, in die bisher aufgeführten Rubriken nicht hineingehörenden Fälle wie Karzinome, Leberzirrhose, Lungen- und Nervenerkrankungen eingereiht.

Von diesen seien hier kurz die Beispiele herausgegriffen, die infolge ihrer ausschließlichen Oberbauchbeschwerden zur Diagnose eines akuten Abdomens Veranlassung gaben. Von den 221 Fällen der Jahre 1930 bis 1939 waren es 3 = 1,4% von den 1 157 Fällen der Jahre 1952–1962 23 = 2%. Ein einziges Mal – lange zurückliegend – wurde eine Laparatomie vorgenommen. Von den insgesamt 26 Fällen mit den klinischen Symptomen eines akuten Abdomens hatten 20 einen Hinterwandinfarkt oder eine Mitbeteiligung der Hinterwand, einmal war ausschließlich der rechte Ventrikel betroffen, zweimal die Vorderwand und das Septum, dreimal Vorderwand mit Septum und Spitze.

Zur Bestimmung der klinisch stumm verlaufenden Infarkte ist nur das Jahrzehnt von 1953–1962 herangezogen worden. Die Beobachtungen der Jahre 1930–1939 erschienen dafür nicht geeignet, da das Krankheitsbild des Myokardinfarktes und seiner atypischen Formen zu jener Zeit noch nicht ausreichend bekannt war und auch die damaligen klinischen Angaben auf den Sektionsprotokollen einer exakten Bearbeitung für unsere Zwecke nicht standhielten. Unter den 1 157 Fällen von Myokardinfarkten der Jahre 1953–1962 sind nach sorgfältiger Auswahl 272 Fälle als klinisch stumm abgelaufen = 23,5% zu betrachten. Bemerkenswerterweise haben neue Resultate der Heidelberger Infarktstudie (Schettler u. Nüssel, 1974) ebenfalls gerade ergeben, daß bei jedem vierten Fall mit einem klinisch oder autoptisch eindeutigen Herzinfarkt im Totenschein kein Hinweis auf diese Todesursache enthalten war.

Von unseren 272 stummen Infarkten waren mehrzeitig 82 (30,2%), frisch 109 (40,1%) und älter 81 (30%). Eine Übersicht der klinischen Diagnosen vermittelt Abb. 12. Am häufigsten erscheint die Diagnose „Herzinsuffizienz" (21,7%) dann folgt die „dekompensierte essentielle Hypertension" (19,9%) und die „Myodegeneratio cordis" (17,7%). Unter Verschiedenes (15,8%) wurden die mannigfachsten Diagnosen, wie Marasmus senilis bei Schenkelhalsfraktur, Enteritis, Prostatahypertrophie, Lungentuberkulose u. a. zusammengefaßt. Daran anschließend folgen in 7,4% Patienten mit einem komatösen Zustand (Coma uraem., hepat., diab.), in 5,5% erfolgte der stumme

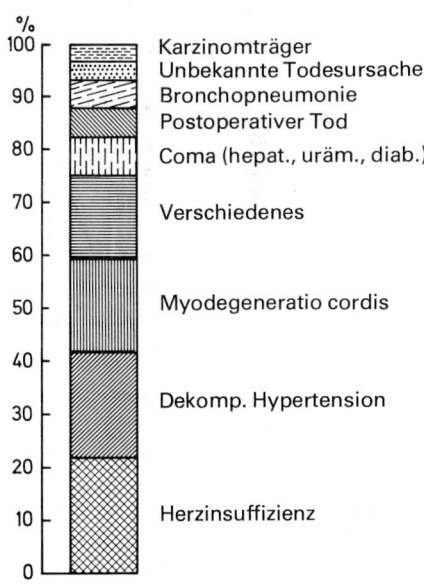

Abb. 12. Prozentuale Aufteilung der klinischen Diagnosen von 272 Fällen stummer Myokardinfarkte (Mörl, 1964)

71

Myokardinfarkt im Anschluß an eine Operation und in 5,2% wurde eine Bronchopneumonie als Todesursache angeschuldigt.

Von den Fällen mit unbekannter Todesursache (3,7%) wurden nur diejenigen ausgewählt, bei denen nähere Angaben über die Umstände beim Eintritt des Todes vorlagen.

Die Betroffenen sind durchweg ihrer gewohnten Tätigkeit nachgegangen, so daß es sich hier also sicher um völlig stumme Myokardinfarkte handelt, da bei der Sektion makroskopisch sichtbare, also mindestens 8 Stunden alte Infarzierungen vorlagen.

Als letztes entfielen 3,5% auf Träger von Karzinomen der verschiedensten Organe. Inwieweit und in welcher Form diese subjektive Erscheinungen hervorgerufen haben, eventuell medikamentös Schmerzen abgeschirmt waren und ob es sich dabei ebenso wie bei den postoperativ aufgetretenen Fällen um sogenannte ,,larvierte" Myokardinfarkte handelt, entzieht sich unserer Kenntnis. Sie sind jedenfalls der Aufmerksamkeit des Arztes und der Empfindung des Patienten entgangen und deshalb als stumm anzusehen.

Bei der Analyse der 272 Fälle stummer Myokardinfarkte fällt zunächst eine höhere Beteiligung der Frauen an der Gesamtzahl der Infarkte ins Auge. Das Geschlechterverhältnis der stummen Myokardinfarkte beträgt 1,62 Männer zu 1 Frauen ($P < 0,01$) im Gegensatz zu 2,25 Männern zu 1 Frauen bei allen Myokardinfarkten. Dieser Unterschied ist statistisch signifikant ($P < 0,01$).

Beim Vergleich mit der Altersverteilung aller Myokardinfarkte dieses Zeitabschnittes fällt auf, daß namentlich bei den Männern der Altersgipfel in höhere Lebensjahre verschoben ist.

Literatur

Cavalli-Sforza, L.: Biometrie. Jena: VEB Gustav Fischer 1969.

Gillmann, H.: Untersuchungen zur Diagnose und Prognose des Herzinfarktes. Cardiologia (Basel) **26**, 235 (1955).

Goder, G.: Der akute tödliche Myokardinfarkt. Z. Kreisl.-Forsch. **49**, 105 (1960).

Schettler, G., Nüssel, E.: Neue Resultate aus der epidemiologischen Herzinfarktforschung in Heidelberg. Dtsch. med. Wschr. **99**, 2003 (1974).

Wartmann, W. B., Hellerstein, H. K.: The incidence of heart disease in 2000 consecutive autopsies. Ann. intern. Med. **28**, 41 (1948).

V. Subjektive und objektive Hinweiszeichen auf einen „stummen" Myokardinfarkt

1. Subjektive Hinweise

Der Analyse unserer pathologisch-anatomischen Untersuchungen ist zu entnehmen, daß mit Sicherheit ein Teil der nichterkannten Infarkte bei gezielten Nachforschungen diagnostizierbar gewesen wäre. Das kann man trotz der oft nur kurzen, zur Diagnostik zur Verfügung stehenden Zeit und der mitunter schwierigen differentialdiagnostischen Entscheidungen durchaus unterstellen. Unsere Feststellungen decken sich also völlig mit denen der bekannten Framingham-Studie (Kannel, 1973), die gezeigt hat, daß von 4 Infarkten ein Fall asymptomatisch verläuft oder mit derartig atypischen Symptomen, daß er anfangs nicht als Infarkt erkannt wird. Nach der Ansicht Kannel's (1973) ist der Myokardinfarkt somit ein sehr hinterhältiges Leiden, noch dazu deshalb, weil er auch den Menschen meist ohne jede Vorwarnung dahinraffe, der sich gesund und zuversichtlich fühle.

Eine ganz wesentliche Bedeutung im Untersuchungsgang kommt deshalb einer wirklich *sorgfältigen Anamnese* zu. Damit läßt sich erfahrungsgemäß ein Teil der „stummen" Infarkte als gar nicht stumm, also nicht symptomlos, aussondern.

Das Kapitel „Das Ärztliche Gespräch und die Anamnese" von Schettler und Nüssel (1972) weist in besonderem Maße daraufhin, daß diese auch heute noch von zentraler Bedeutung sind — entgegen mancher landläufiger Meinung.

Bei Erhebung einer gründlichen Anamnese muß sowohl die sehr subjektive Schmerzschwelle als auch die Empfindlichkeit und die Verarbeitung des Schmerzes einkalkuliert und damit der weit auseinandergehenden Definition dieses Leitsymptomes des Infarktes besondere Beachtung geschenkt werden. Doch bevor einzelne Hinweiszeichen

Erwähnung finden sollen, ist es notwendig, unseren Blick auf die Pathophysiologie und damit die Entstehung der Symptomatologie des Myokardinfarktes zu richten.

Ein großer Teil der Infarktsymptome ist auf reflektorische Vorgänge am vegetativen Nervensystem, am Kreislauf und am Hypophysen-Nebennierensystem zurückzuführen, die durch den akuten Sauerstoffmangel im Herzmuskel oder auch durch eine pathologische Kontraktionsform ausgelöst werden. Diese reflektorischen Vorgänge dürften im wesentlichen auf den Bezold-Jarisch-Effekt zurückzuführen sein, der auf dem Wege afferenter Herzbahnen eine Engerstellung der peripheren Gefäße im akuten Sauerstoffmangel des Herzmuskels auslöst.

Es tritt demnach eine Zentralisation des Kreislaufes ein, nachdem das Herzschlagvolumen entsprechend dem verringerten Blutangebot vorher abgesunken war. Ein wesentlicher Teil der Symptome, die wir im akuten Stadium des Myokardinfarktes beobachten, wie die Blutdrucksenkung, die Verkleinerung der Druckamplitude, die oft hochgradige Störung der peripheren Durchblutung, sowie die Abnahme des Venendruckes und der aktiven Blutmenge können zwanglos aus diesen reflektorischen Vorgängen ohne die Annahme eines Versagens der Regulation oder einer akuten Insuffizienz des Herzens erklärt werden. Auch die abdominalen Symptome sind mit diesen Vorgängen, die zu einer Reizung der zentralen Vaguskerne führen, in Verbindung zu bringen.

Deshalb sind verschiedene Reaktionsformen des Kreislaufverhaltens auf den Koronarverschluß oder Myokardinfarkt zu unterscheiden:

1. Der Koronarverschluß führt ohne nennenswerte Symptome zu einem tödlichen Kammerflimmern.
2. Der Infarkt verläuft von Anbeginn unter den Zeichen einer akuten Insuffizienz des linken Ventrikels, eventuell dann auch des rechten.
3. Es kommt unter dem Bezold-Jarisch-Effekt zur Ausbildung der reflektorischen Kreislaufsymptome und der Symptome des vegetativen Nervensystems, die vollzählig oder auch nur einzeln und wenig eindrucksvoll (Formes frustes) vorhanden sein können.
4. Es kann, besonders bei kleinen Infarkten, jede sichtbare Kreislaufreaktion fehlen.

Nach Schimert (1953), dem wir uns weitgehend angeschlossen haben, finden wir eine dieser Verlaufsformen bei jedem Infarkttyp, auch bei schmerzlosen Fällen.

Die *ohne sichtbare Kreislaufreaktion* ablaufenden schmerzlosen Infarkte werden deshalb selten entdeckt. Verschiedenartige Typen des schmerzlosen Infarktes finden sich bei der Verlaufsform, die *mit der Auslösung reflektorischer Kreislaufveränderungen einhergeht.* Wir finden manchmal nur einzelne dieser Kreislaufsymptome, die auf die Anwesenheit eines Bezold-Jarisch-Effektes hinweisen: Die Blutdrucksenkung, die Abnahme der Blutdruckamplitude, ein plötzliches Sinken des Venendruckes, ein Schwächegefühl mit oder ohne Zeichen einer abdominellen Vaguserregung. Von anderen Autoren (Meesmann u. Mitarb., 1955 u. a.) wird diese Symptomatologie nicht durch reflektorische Vorgänge, sondern als Folge einer akut einsetzenden Herzinsuffizienz aufgefaßt.

Die häufigsten *subjektiven Hinweise* auf einen „stummen" Infarkt sehen wir in folgenden Symptomen:

1. Plötzliche Zunahme der Luftnot, abdominelle Schmerzen (durch Stauung von Leber, Milz und Nieren) und Unterschenkeloedeme. (Verstärkung einer bereits vorbestehenden Herzinsuffizienz. s. a. Hochrein, 1937; Hauss, 1954 u. a.).

2. Schlagartiges Einsetzen einer beträchtlichen Atemnot (paroxysmale Dyspnoe oder Lungenoedem ohne erkennbaren Grund, s. a. Aspenström, 1954; Rosemann, 1954; Bockel, 1956; Feil, 1964; Schweizer, 1968).

3. Plötzlich in Erscheinung tretende Blässe, Schweißausbruch, eventuelle Ohnmacht (protrahiert einsetzender Kollaps und Schock ohne erkennbaren Grund).

4. Auftreten von Herzstolpern, unregelmäßigem Herzschlag und ähnliches (paroxysmale Tachykardien oder Rhythmusstörungen), vor allem aber die Bradykardie (Gefahr plötzlichen Kammerflimmerns).

5. Allgemeine Schwäche, Mattigkeit, schnellere Ermüdbarkeit — vor allem der Muskulatur — (durch plötzlichen oder allmählichen Blutdruckabfall, wobei die Kenntnis des Ausgangsblutdruckes vor allem bei Hypertonikern von Wichtigkeit ist).

6. Plötzlich einsetzendes Angstgefühl, innere Unruhe, Schlaflosigkeit, motorische Unruhe u. a.

7. Zerebrale Symptome in Form von Verwirrungszuständen, stärkerem Kopfdruck u. a. bis zu synkopalen Anfällen und apoplektiformen Erscheinungen.

8. Gastro-intestinale Symptome in Form von Leibschmerzen, Übelkeit, Erbrechen, Völlegefühl, Appetitlosigkeit, Stuhldrang oder Diarrhoe (Vagusreizung).

9. Plötzlich einsetzender starker Schmerz in einer Extremität oder beider mit Blässe und Kältegefühl (periphere arterielle Embolie, Harrinson u. Mitarb., 1962), periphere Durchblutungsstörungen bis zu Akronekrosen (Dietrich u. Schimert, 1940; Schimert, 1953), als Folge einer hochgradigen Zentralisation des Kreislaufes.

Hier ist es geboten, noch auf *atypische Schmerzlokalisationen* hinzuweisen. Der typische retrosternale Schmerz mit Ausstrahlung in den linken Arm ist als klassisches Bild der schweren Angina pectoris oder — bei mehr als 20 Minuten Dauer des Anfalls und Unwirksamkeit von Nitroglyzerin — des Myokardinfarktes lehrbuchmäßig bekannt. Erhebungen von Anschütz (1973) an 433 Patienten mit Infarzierung ergeben diese typischen Symptome nur in 53,5%. Bemerkenswert ist bei den atypischen Schmerzen die Häufigkeit des Bildes eines „akuten Bauches" in 19,6%. Hier sind auch neueste Untersuchungen von Nissen-Druey (1974) zu nennen, wonach es scheint, daß lockere Beziehungen zwischen Myokardinfarktlokalisation und Schmerzlokalisation bestehen: Vorderwandinfarkte verursachen großflächigen Schmerz mit symmetrischer Ausbreitung, diaphragmatische und posteriore Infarkte häufiger atypisch lokalisierten Schmerz, nicht selten in den Händen. Bemerkenswerterweise haben auch vergleichend anamnestisch-autoptische Untersuchungen gezeigt, daß von 100 mittelschweren bis schweren Koronarsklerosen nur etwa ein Viertel anginöse Beschwerden zeigen (Schettler u. Wollenweber, 1969). Nach den Feststellungen von Kannel (1973) aus der Framingham-Studie ist der Myokardinfarkt ein sehr hinterhältiges Leiden. Die häufigste Todesursache der Koronararterien ist der plötzliche Tod. Dies trifft auf mehr als die Hälfte aller Koronartodesfälle in der Altersgruppe unter 65 Jahren zu. Die Überprüfung der Anamnesen dieser plötzlichen Todesfälle zeigt, daß 65 Prozent von ihnen keine Anzeichen einer früheren Koronarerkrankung aufweisen. Der Tod überrascht den Patienten, seine Familie und auch den Arzt.

Nach subtilen Erhebungen Schimerts (1966) hat der anginöse Schmerz weder eine genaue Lokalisation, noch ist ihm in der Regel eine bestimmte Qualität zuzuordnen. Der anginöse Schmerz ist diffus. Der Versuch des Kranken, ihn exakt zu lokalisieren oder die Angabe etwa mit dem Finger „und hier tut es weh" spricht gegen eine Ischämie. Für den behandelnden Arzt ist wichtig zu wissen, daß Schmerzentstehung und Schmerzlokalisation, also Krankheitsherd und Schmerzempfindung, topographisch nicht identisch sein müssen (Anschütz, 1968). Der Ansicht Klepzigs (1974), daß die Lokalisation der Schmerzen nur dann auf eine echte Angina pectoris hinweist, wenn sie in die Kehlkopfgegend ziehen, können wir auf Grund der eigenen klinischen Erfahrungen nicht so apodiktisch beipflichten.

Weniger bekannt sind symptomarme Verläufe und atypische Schmerzlokalisationen, wobei unterschiedliche Schmerzmodalitäten ebenfalls eine Rolle spielen. Die Schmerzimpulse verlaufen aus dem Herzen über die sympathischen Nerven in die Hals- und obersten Brustganglien und von dort in das Rückenmark zur Großhirnrinde. Außer den untersten Halssegmenten kommen nach Budelmann (1971) vermutlich noch die fünf obersten Brustsegmente in Frage. Die Schmerzimpulse der Gastro-Intestinalgegend verlaufen meistens über die Splanchnicusnerven in das 7.–9. oder 5.–10. Brustsegment. Über den Anteil des Vagus gehen die Auffassungen auseinander. Auf diesem Wege können sensible Nervenbahnen anderer Organe irritiert werden (Leitungsirritation). Ebenso können auch über Nervenfasern anderer Organe in Höhe von C 6 bis Th 5 Sensationen, die von diesen Organen ausgehen, auf das Herz projiziert werden. Hierbei ist nach Köhler (1973) besonders an spondylotische Prozesse an den Foramina intervertebralia und seltener an die Hiatushernie zu denken. Häufig wird auch eine Ausstrahlung interscapulär in den Rücken angegeben (das „Messer in der Brust, auch zwischen den Schulterblättern spürbar"). Der Schmerz eines Myokardinfarktes äußert sich unter Umständen nur in der linken Schulter, im linken Arm, im linken Ellenbogengelenk oder im linken Handgelenk. Dabei braucht die Fortleitung keineswegs immer kontinuierlich zu verlaufen.

Jede Lokalisation kann auch einzeln in den Vordergrund treten, so ausnahmsweise einmal ein Schmerz im linken Handgelenk. Diese Fernprojektionen sind die häufigste Veranlassung zu Fehldeutungen.

Die Ausstrahlung oder gar isolierte Manifestation im rechten Arm kommt vor, ist aber viel seltener als links, desgleichen die umschriebene Schmerzempfindung in der Achselhöhle oder im dorsalen Thoraxbereich.

Eine weitere Möglichkeit ist die Beschränkung des Schmerzes auf die Halsgegend, den Unter- oder Oberkiefer, auf beide Schläfen und die Supraorbitalregion. Eine Fehldeutung als Hals-, Zahnschmerzen und auch „Sodbrennen" ist gegeben. Die anschließende Tabelle 11 beinhaltet eine kurze Differentialdiagnose allein des Herzschmerzes.

Im Oberbauch, wo die linke Seite häufiger befallen ist als die rechte, können auch alleinige, durch einen Infarkt bedingte Schmerzen auftreten. Dies wird − auch nach den eigenen Erhebungen − durch einen Hinterwandinfarkt am häufigsten verursacht. Differentialdiagnostisch ist die Angina abdominalis, der Morbus Ortner (Dyspragia intermittens angiosclerotica) abzugrenzen. Die verschiedenartigen Schmerzlokalisationen und auch die Schmerzausstrahlungen sowie die Schmerzmodalitäten machen es erforderlich, bei Schmerzen in diesen Bereichen den Myokardinfarkt in die Differentialdiagnose einzubeziehen.

Differentialdiagnostische Erwägungen und die vielfältigen Ursachen des Symptoms Angina pectoris sollen im Folgenden in gebotener Kürze gestreift werden. Die im vorstehenden Kapitel dargelegten klinischen Fehlinterpretationen sprechen für sich und sollen hier nicht noch einmal wiederholt werden. Eine Übersicht über die Differentialdiagnose des Herzschmerzes vermittelt die Tabelle 11. Hinzu kommen aber in immer zunehmenderem Ausmaße funktionelle Wechselbeziehungen zwischen der krankhaft veränderten unteren Hals- und oberen Brustwirbelsäule und Symptome einer Angina pectoris (u. a. Atzenhofer u. Schnetz, 1971; Budelmann, 1971). Auch wird die Diagnostik durch viszerokardiale Reflexmechanismen, die von Thorax- oder Brustorganen ausgehen, oft erheblich beeinträchtigt. Auf eine vegetativ bedingte oder verkettete Symptomatik kann hier nur hingewiesen werden (neuere Übersicht über extrakardiale Ursachen des Herzanfalles s. Koeffler, 1971). Nach Klepzig (1974) spielen bei nicht koronarogen bedingten Schmerzen in der Herzgegend am häufigsten die folgenden 4 Symptomenkomplexe eine Rolle:

1. *Das Zervikal-Syndrom und Schulter-Arm-Syndrom.* Wichtig für die Diagnose sind hierbei neben den röntgenologisch nachweisbaren Veränderungen im Bereich der HWS die Schmerzauslösung bei extremer Bewegung des Kopfes, die Verspannung der Schulter-Nacken-Muskulatur und eine schmerzhafte Bewegungseinschränkung im Schultergelenk.

Tabelle 11. Zur Differentialdiagnose des Herzschmerzes

	Angina pectoris vera	Myokardinfarkt	"funktionelle" Herzschmerzen (da Costa oder Effort-Syndrom)
Intensität des Schmerzes	stark	sehr stark bis unerträglich, Vernichtungsschmerz, Todesangst	lästig, aber zum Aushalten
Subj. Darlegung des Schmerzes	teils als stark, teils bagatellisierend	wortarm	breit ausschweifend, aggravierend
Dauer des Schmerzes	1–15 min	20 min und darüberhinaus	Sekunden oder stundenlang, mitunter auch Tage
Verhalten des Schmerzes bei Belastung	Zunahme	Belastung nicht möglich	Besserung
Charakteristik des Schmerzes	beklemmend, krampfend, bohrend, drückend	krampfartig, zusammenschnürend, Vernichtungsschmerz	unbestimmt, dumpf, "Herzstiche"
Lokalisation des Schmerzes	retrosternal (3. u. 4. Rippe links), Schultern u. a.	retro-, substernal, ganzer Brustraum, Arme, Abdomen, Schultern, Hals	Herzspitze (punktförmige Angabe)
Beschwerden ausgelöst durch	Belastung, Aufregung, Ärger, Hetze, Kälte, opulente Mahlzeiten	meist ohne erkennbare äußere Ursache	emotionell ("Überforderungssyndrom")
Nitroglyzerineffekt	Besserung, meistens prompt	unverändert	unverändert oder Placeboeffekt (evtl. Kopfschmerzen)
EKG-Veränderungen	Nur im Anfall: St-Senkung	typische Umformungen (evtl. aber erst nach Stunden)	normal oder T-Veränderungen
Enzymanstieg	fehlt (höchstens bei schweren Anfällen gering)	deutlich	fehlt

2. Das *Tietze-Syndrom* ist charakterisiert durch eine Schmerzhaftigkeit und Schwellung der Gelenke zwischen Rippen und Rippenknorpel. Die Schmerzpunkte sind dabei typisch.
3. Das *Roemheld-Syndrom,* also Herzbeschwerden, die durch Blähungen und Spasmen des Magens und des Dickdarms ausgelöst werden, mechanisch durch Hochdrängung des Zwerchfells oder über vegetative Reflexe.
4. *Herzrhythmusstörungen* können ebenfalls anginöse Herzbeschwerden verursachen. Das gilt besonders für tachykarde Zustände, wie z.B. Tachyarrhythmien, gehäufte Extrasystolen und kurzdauernde Anfälle von paroxysmaler Tachykardie.

Darüberhinaus muß man als Ursache von Schmerzen in der Herzgegend in Betracht ziehen (in Modifikation nach Klepzig):

1. *Erkrankungen des Nervensystems*
Tabes, Tumoren und Metastasen des Zentralnervensystems, Interkostalneuralgien.

2. *Erkrankungen des Bewegungsapparates*
Zervikalsyndrom, Schulter-Arm-Syndrom, Spondylosis deformans, Rippenfrakturen, Tumoren oder Metastasen der Wirbel und Rippen, Myalgie, Tietze-Syndrom, Periarthritis humeroscapularis, Brachialgia paraesthetica nocturna.

3. *Erkrankungen der Lungen und des Mediastinums*
Lungenembolie, chronisches Cor pulmonale, Pleuritis, Spontanpneumothorax, Mediastinalemphysem, Tumoren, und Metastasen, Pneumonien, Dermoidzysten.

4. *Erkrankungen des Zwerchfells*
Zwerchfellhernien, diaphragmale Pleuritis.

5. *Erkrankungen des Oesophagus*
Oesophagitis, Divertikel, Oesophagus-Spasmus, Oesophagus-Striktur, Fremdkörper, Oesophaguskarzinom.

6. *Erkrankungen des Verdauungstraktes*
Ulcus duodeni und ventriculi, Magenkarzinom, Gastritis, Pankreatitis, Pankreaszysten, Pankreaskarzinom, Kolonspasmus, Erkrankungen des Kolons, Roemheld-Syndrom, Erkrankungen der Gallenblase, der Gallengänge und der Leber.

7. *Erkrankungen des Herzens*
   Angeborene und erworbene Herzfehler, Perikarditis, Myokarditis, Herzrhythmusstörungen aller Art, Hypertensionsherz.

8. *Erkrankungen der Aorta und der großen Gefäße*
   Aneurysmen verschiedenster Genese der Aorta, Mesaortitis luica, Medianecrosis aortae cystica idiopathica (Gsell-Erdheim), Aneurysma dissecans, Dysphagia lusoria, Aortenbogensyndrom.

Wie andere und eigene Untersuchungen gezeigt haben, gibt es von anderweitigen Erkrankungen überlagerte Myokardinfarkte, die von Schimert (1953) als *larvierte Myokardinfarkte* bezeichnet werden. Unter dieser Bezeichnung werden Infarkte verstanden, die durch Symptome anderer Krankheitsbilder so überdeckt werden, daß die Diagnose eines Herzmuskelinfarktes nur zufällig oder meist gar nicht gestellt wird. Das trifft insbesondere zu bei vorbestehender klinisch manifester Herzinsuffizienz auf Grund verschiedenartigster kardiovaskulärer Erkrankungen, bei apoplektischen Erscheinungen, abdominellen Erkrankungen, bei pulmonalen Embolien, beim plötzlichen Auftreten peripherer Durchblutungsstörungen (Schimert, 1953), bei postoperativen Zuständen und bei schwerer Kachexie als Folge bösartiger Geschwulstkrankheiten.

Auf die *häufige Verkennung eines Infarktes, der bei vorbestehender Herzinsuffizienz klinisch nicht typisch* in Erscheinung tritt, kann nicht oft genug hingewiesen werden. Das ist eine im Schrifttum immer wieder hervorgehobene Erfahrungstatsache, die sich auch durch die eigenen Untersuchungen nachdrücklich bestätigen ließ. Wie aus den klinischen Diagnosen unserer in tabula festgestellten stummen Infarkte weiterhin zu entnehmen ist, muß eine *akute Dekompensation bei bekannter Hypertension* solange als Krankheitsbezeichnung in den Hintergrund treten, bis ein Myokardinfarkt sicher ausgeschlossen werden konnte.

Bei dieser Gelegenheit muß auch auf den akut einsetzenden Leistungsknick als Ausdruck oder Prodromalerscheinung eines Infarktes hingewiesen werden, wobei die Altersendokarditis in die engere Differentialdiagnose eingeschlossen gehört.

Oft stehen die *zerebralen Erscheinungen* im Vordergrund. Weitaus häufiger als zerebrale Embolien ist kausalgenetisch ein Blutdruckabfall für diese Symptomatik verantwortlich. Schneider (1953) konnte zeigen, daß das Gehirn eine kritische Blutdruckschwelle hat, bei deren Unterschreitung (bei normalen Hirngefäßen etwa 70 mmHg — gemessen an der Arteria brachialis —) es zuerst zur Bewußtseinstrübung, später zur organischen Schädigung der Gehirnsubstanz kommt. Da es sich bei den „stummen" Infarkten meist um ältere Patienten handelt und die Atherosklerose im höheren Alter als generalisierte Gefäßerkrankung mit Einbeziehung der Endstrombahn angesehen wird (Mörl, 1971), liegt zumeist eine Zerebralsklerose vor. Diese ist eine wesentliche Voraussetzung für die stärkere Empfindlichkeit älterer Personen gegenüber einem Blutdruckabfall.

Die im Vordergrund stehenden zerebralen Erscheinungen sind relativ selten durch eine organisch bedingte Schädigung verursacht. Melichar u. Mitarb. (1963) fanden in ihrem umfangreichen Material lediglich in 17% eine gleichzeitige Enzephalomalazie bei frischen und in 21% bei älteren Infarkten.

Weitaus häufiger treten zerebrale Erscheinungen durch das verminderte Auswurfvolumen des Herzens, den starken Blutdruckabfall mit dadurch bedingter zerebraler Mangeldurchblutung auf.

Beachtenswert ist die Tatsache, daß bei Gesunden durch die gute Autoregulation der Hirndurchblutung eine Drucksenkung erst bei etwa 70 mmHg Mangelerscheinungen verursacht. Beim Zerebralsklerotiker sind sie schon bei 110–120 mmHg zu beobachten.

Eine zerebrale Ischämie kann aber auch bei infarktbedingten Rhythmusstörungen zustande kommen.

All dies wird zusammengefaßt unter den Bezeichnungen assoziiertes Koronar-Hirn-Syndrom, kardiozerebrale Durchblutungsstörungen (Klein,1969) oder kreislaufbedingte Enzephalopathien(Janzen,1965).

2. Objektive Hinweise

Folgende objektive Hinweise können die Aufmerksamkeit auf einen „stummen" Myokardinfarkt lenken (die Reihenfolge entspricht nicht der Wertigkeit):

1. Temperaturen unklarer Genese,
2. Leukozytose,
3. plötzlicher Abfall des Blutdruckes oder fortlaufende Erniedrigung, vor allem bei vorbestehender Hypertension sowie starke Abnahme der Blutdruckamplitude,

4. Tachykardien oder plötzlich einsetzende Rhythmusstörungen,
5. manifeste Zeichen einer kardialen Insuffizienz, wobei besonders auf eine Stauungsbronchitits und Stauungsleber zu achten ist,
6. Erhöhung von Blutsenkung, Blutzucker, Harnstoff, Stickstoff, Transaminasen, Isoenzyme, wobei die Myoglobinausscheidung ein rasches und sicheres Zeichen ist, Veränderung der Serum-Eiweißkörper, des Serum-Kreatinins, Glykosurie u. a.
7. plötzlich eintretende Herzvergrößerung,
8. perikarditisches Reiben ohne ersichtlichen anderen Grund,
9. verbreiterter und hebender Herzspitzenstoß,
10. plötzliche Blässe oder Zyanose,
11. kollabierte Venen.

Einige in den letzten Jahren selbst erlebte eindrucksvolle Beispiele für einen eben nicht „stummen" Myokardinfarkt seien im Folgenden kurz angeführt:

1. H. F., 66 Jahre, Krbl.-Nr. 403/70.

Seit 3 Jahren wegen einer peripheren Durchblutungsstörung im Stadium IIa nach Fontaine bei Diabetes mellitus und mäßig-starker arterieller Hypertonie in unserer ambulanten Betreuung. Am 17. 7. 1970 kam es zu einer akut auftretenden Verkürzung der klaudikatiofreien Gehstrecke von 300 m auf 30 m. Am 20. 7. 1970 wurde deshalb der Patient stationär aufgenommen zur thrombolytischen Therapie, da die Verschlechterung auf eine akute arterielle Thrombose zurückgeführt wurde. Ein Elektrokardiogramm, das einen altersgerechten Befund erbrachte, war nur 1968 bei der Erstuntersuchung geschrieben worden! Unter der Streptokinasebehandlung verstarb der Patient am zweiten Tag plötzlich unter dem Bild eines akuten Linksherzversagens. Pathologisch-anatomisch ließ sich eine schwere Koronarsklerose mit streckenweiser Umwandlung der Koronararterien in starre Kalkrohre nachweisen. Im mittleren Abschnitt des Ramus descendens anterior fand sich eine frische thrombotische Auflagerung mit einem rezidivierenden Myokardinfarkt der spitzennahen Anteile der Vorder-, Hinter- und Seitenwand des linken Ventrikels sowie des Kammerseptums. Die Aa. femorales und -popliteae zeigten nur eine mäßig-stark stenosierende Atherosklerose ohne vollständigen Verschluß und ohne Thrombose oder Embolie.

Der Infarkt ist also tatsächlich „stumm" abgelaufen und hat sich nur durch eine Komplikation geäußert. Die akute Verschlechterung der peripheren Durchblutungsverhältnisse ist auf die gedrosselte periphere Durchblutung infolge Zentralisation des Kreislaufes zurückzuführen. Derartig eindrucksvolle Fälle sind bekannt (erstmalig von Dietrich u. Schimert (1940) beschrieben).

2. J. R., 73 Jahre, Krbl. 570/70

Der 73jährige Mann befand sich dreimal in stationärer Behandlung innerhalb der letzten 7 Jahre immer wegen unklarer Bauchbeschwerden. Bei der ersten Untersuchung konnte bis auf Zeichen einer allgemeinen Atherosklerose kein wesentlich krankhafter Befund erhoben werden. Das zweite Mal wurde der Patient wieder wegen unklarer Bauchsymptomatik zur weiteren Diagnostik stationär aufgenommen. Dabei wurde röntgenologisch ein Fornixkarzinom festgestellt, das für die subjektiven Symptome der allgemeinen Abgeschlagenheit und Inappetenz verantwortlich gemacht wurde.

Im Elektrokardiogramm jetzt kranial gerichtete Achse von QRS, kompletter Rechtsschenkelblock bei Linksherzhypertrophie. Eine diagnostische Verwertung ergab sich für einen Infarkt jedoch nicht u. a. deshalb, weil das Vor-Elektrokardiogramm nicht zur Hand war!

Die dritte stationäre Aufnahme erfolgte am 10. 10. 1970 durch den Notaufnahmedienst unter dem Bild einer akuten kardialen Dekompensation. Es bestand eine ausgeprägte Lippenzyanose, eine starke Dyspnoe bei grobblasigen Rasselgeräuschen beidseits basal, eine Hepatomegalie von 3 Querfingern und deutliche prätibiale Oedeme. Es wurde eine kardiale Dekompensation bei vorbestehender Hypertension angenommen. Das Elektrokardiogramm zeigte wiederum „nur" einen kompletten Rechtsschenkelblock bei Linkshypertrophie mit linksventrikulärer subendokardialer Läsion und subepikardialer Ischämie sowie Sinustachykardie. Eine Magenkontrolldurchleuchtung bestätigte die Diagnose eines langsam wachsenden Fornixkarzinoms. Nach anfänglicher guter Besserung auf massive kardiale Behandlung kam es am 26. 10. 1970 zu einem plötzlichen Exitus letalis unter dem Bild eines akuten Herzversagens.

Die Sektion konnte ein *Magenkarzinom nicht* bestätigen, hingegen fand sich eine schwerste allgemeine Atherosklerose sämtlicher Koronararterien, vor allem des Ramus circumflexus der linken Koronararterie mit rezidivierendem Myokardinfarkt im Bereich der Hinterwand des linken Ventrikels. Der Tod erfolgte an der dritten Infarzierung des Herzmuskels.

Es handelt sich also hier um Infarkte mit ausschließlicher abdomineller Lokalisation und relativ milder Schmerzmodalität. Da röntgenologisch ein Magenkarzinom diagnostiziert worden war, war die ärztliche Aufmerksamkeit lediglich darauf beschränkt. Hinzu kam, daß durch einen Schenkelblock die elektrokardiographische Erkennung von Infarkten erschwert war. Die in etwa 5% angegebene falsch-positive röntgenologische Diagnose eines Magenkrebses war hier also die vordergründige Veranlassung zur Verkennung des wahren Sachverhaltes.

3. H. K., 62 Jahre, Krbl. 4352/71

Der seit 13 Jahren an einem Diabetes mellitus leidende Mann wurde wegen Verdacht auf periphere Durchblutungsstörungen unserer angiologischen Sprechstunde vorgestellt. Diese konnten bestätigt werden.

Bei der routinemäßigen elektrokardiographischen Untersuchung fand sich ein relativ frischer antero-extensiver Infarkt. Bei genauerer Exploration stellte sich heraus, daß der Patient seit $1^1/_2$ Jahren eine typische Belastungsstenokardie hatte.

Vor 12 Tagen seien nach einer stärkeren körperlichen Anstrengung mäßige, in den rechten Arm ausstrahlende retrosternale Schmerzen aufgetreten. Diese waren vergesellschaftet mit erheblicher Luftnot, so daß er nur sitzend die Nacht verbringen konnte. Gleichzeitig war eine Nykturie aufgetreten. Nach zwei Tagen habe sich dieser Zustand endlich gebessert. Etwa 8 Tage später suchte er zu einer Kontrolluntersuchung die Diabetikerberatungsstelle auf und erzählte beiläufig seiner Ärztin von diesem Beschwerdekomplex. Daraufhin wurden ihm Armbäder verordnet.

Wäre nicht zufälligerweise die Untersuchung wegen der vorher im Vordergrund stehenden Claudicatio intermittens erfolgt, so wäre der Infarkt nicht so bald oder überhaupt nicht entdeckt worden. Dies hat seine Ursache einmal in einer gewissen Indolenz des vorrangig auf seine Beinschmerzen konzentrierten stupiden Patienten (es bestand Befürchtung einer Amputation auf Grund mehrerer ihm bekannter Fälle) und zum anderen in der offensichtlich geringen Sachkenntnis des ärztlichen Untersuchers.

Hinzu kann die Verdrängung der Symptomatik gerade bei Intelligenten (Nüssel u. Kirschner, 1973) kommen.

4. K. R., 69 Jahre, Krbl. 2789/69

Der 69jährige als Pförtner in einer Nachbarklinik tätige Mann bekam beim Abendessen typische retrosternale Schmerzen mit Ausstrahlung in den linken Arm sowie Schweißausbruch und Luftnot. Der am nächsten Tag aufgesuchte Betriebsarzt nahm eine Bronchitis an und behandelte mit Penicillin. Da sich das Zustandsbild nicht besserte, erfolgte nach 10 Tagen unter dem Verdacht auf eine Pneumonie im linken Unterfeld eine Überweisung in unsere Klinik. Dabei begegnete der Patient mir auf dem Korridor und äußerte die Bitte einer frühzeitigeren Untersuchung.

Seine geschilderte Symptomatik, die immer noch fortbestand, war so eindeutig, daß ein sofort geschriebenes Elektrokardiogramm die auf der Hand liegende Diagnose eines Infarktes an der Hinterwand bestätigte.

Bei diesem Beispiel handelt es sich also um die häufige Verkennung des Krankheitsbildes wegen unzureichender Kenntnis und mangelnden differential-diagnostischer Erwägungen.

Literatur

Anschütz, F.: Symptomatologie und Therapie des Schmerzes in der inneren Medizin unter besonderer Berücksichtigung der Angina pectoris. Hippokrates **39**, 170 (1968).

Anschütz, F.: Schmerzanalyse bei Herz- und Gefäßkrankheiten. In: „Schmerzanalyse" (R. Janzen, Hrsg.). Stuttgart: Thieme 1973.

Aspenström, G.: Undiagnosed myocardial infarctions. Nord. Med. **52**, 1266 (1954).

Atzenhofer, K., Schnetz, H.: Über funktionelle Zusammenhänge zwischen Erkrankungen der Wirbelsäule im Zerviko-Thorakalbereich und Herzrhythmusstörungen, Angina pectoris sowie Oberbaucherkrankungen und deren therapeutische Beeinflußbarkeit. Wien. med. Wschr. **121**, 286 (1971).

Bockel, P.: Zur Klinik des Herzinfarktes. Dtsch. med. Wschr. **81**, 871 (1956).

Budelmann, G.: Zur Differentialdiagnostik des „Herzanfalles", insbesondere des stenokardischen Syndroms. Internist **12**, 66 (1971).

Dietrich, S., Schimert, G.: Der Kollaps beim Herzinfarkt als Grenzfall der vom Herzen ausgehenden reflektorischen Kreislaufsteuerung. Verh. dtsch. Ges. Kreisl.-Forsch. **13**, 132 (1940).

Feil, H.: Coronary heart disease. Springfield/Ill.: Thomas 1964.

Harrison, C. E., Spittel, J. A., Mankin, H. T.: Sudden arterial occlusion: a clue to silent myocardial infarction. Proc. Mayo Clin. **37**, 293 (1962).

Hauss, W.: Angina pectoris. Stuttgart: Thieme 1954.

Hochrein, M.: Der Myokardinfarkt. Dresden–Leipzig: Steinkopff 1937.

Janzen, R.: Fortschritte in der Erkennung und Behandlung kreislaufbedingter Enzephalopathien. Regensb. ärztl. Fortbild. **13**, 126 (1965).

Kannel, W. B.: Jagd auf den hinterhältigen Lebensdieb. Kardiol. aktuell **1**, 4 (1973).

Klein, K.: Kardiozerebrale Durchblutungsstörungen Med. Klin. **64**, 2393 (1969).

Klepzig, H.: Diagnostisches Vorgehen bei Schmerzen in der Herzgegend. Med. Klin. **69**, 486 (1974).

Köhler, J. A.: Kardiologisches Seminar. Baden Baden–Brüssel: Witzstrock 1973.

Koeffler, H.: Die extrakardialen Ursachen des Herzanfalls. Internist **12**, 60 (1971).

Meesmann, W., Schmier, J.: Koronardurchblutung und Herzversagen bei Kranzgefäßdrosselung in Abhängigkeit vom Versorgungsgebiet der Koronararterien. Pflügers Arch. ges. Physiol. **261**, 48 (1955).

Melichar, F., Jedlicka, V., Havlik, L.: A study of undignosed myocardial infarctions. Acta. med. scand. **174**, 761 (1963).

Mörl, H.: Atherosklerotische Gefäßerkrankungen und Mikrozirkulation. Leipzig: Barth 1971.

Nissen-Druey, C.: Über die Lokalisation des Schmerzes beim Myokardinfarkt. Z. Kardiol. **63**, 320 (1974).

Nüssel, E., Kirschner, H. G.: Epidemiologie der koronaren Herzkrankheit. Med. Welt **24**, 1931 (1973).

Schettler, G., Wollenweber, J.: Arteriosklerose. In Klinik der Gegenwart (R. Cobet, K., Gutzeit, H. E. Bock, Hrsg.). München-Berlin: Urban & Schwarzenberg 1969.

Schettler, G., Nüssel, E.: Das ärztliche Gespräch und die Anamnese. In: Innere Medizin I (G. Schettler, Hrsg.), 3. Aufl. Stuttgart: Thieme 1972.

Schimert, G.: Die Klinik des atypischen Myokardinfarktes. Z. klin. Med. **152**, 1 (1953).

Schimert, G.: Das Schmerzsyndrom bei Myokardischämie. Verh. dtsch. Ges. inn. Med. **72**, 360 (1966).

Schneider, M.: Durchblutung und Sauerstoffversorgung des Gehirns. Verh. dtsch. Ges. Kreisl.-Forsch. **19** (1953).

Rosemann, M. D.: Painless myocardial infarctions: a review of the literature and analysis of 220 cases. Ann. intern. Med. **41**, 1 (1954).

Schweizer, W.: Der unerkannte Myokardinfarkt. Praxis **57**, 939 (1968).

VI. Eigene klinische Untersuchungen (positive EKG-Befunde bei leerer Anamnese)

Neben der pathologisch-anatomischen Feststellung eines abgelaufenen Infarktes ohne anamnestische Hinweise bietet sich von klinischer Seite die Möglichkeit der Überprüfung der Vorgeschichte bei typischen EKG-Befunden an. Wird bei einer routinemäßigen elektrokardiographischen Untersuchung ein charakteristisches Infarkt-Elektrokardiogramm aufgezeichnet und eine in dieser Richtung unauffällige Anamnese erhoben, so können von klinischer Seite „stumme" Infarkte aufgedeckt werden.

Die hierbei erhobene Prozentzahl kann keinesfalls als repräsentativ für die gesamte Bevölkerung angesehen werden, da nur ein geringer Teil der Bevölkerung einer elektrokradiographischen Untersuchung unterzogen wird. Die prozentualen Angaben haben lediglich Geltung für den Bereich einer bestimmten Klinik und geben Aufschluß über die Vielgestaltigkeit der klinischen Erscheinungsformen des Infarktes.

Sinn derartiger Feststellungen ist, aufzudecken, wie oft unter einer bestimmten Anzahl von Infarkten atypische und „stumme" Verlaufsformen auftreten. Dabei besteht die Möglichkeit, deren Quote durch Erhebung einer subtilen Anamnese relativ genau zu erfassen. Erfahrungsgemäß ist dabei der Anteil „stummer" Infarkte bei kurz zurückliegenden Ereignissen bedeutend niedriger, als bei länger vorbestehenden.

Auf die der elektrokardiographischen Diagnose eines Infarktes anhaftende Unsicherheit im falsch-positiven und im falsch-negativen Sinne ist im entsprechenden Kapitel eingehend hingewiesen worden. Bei einheitlicher Handhabung der Beurteilungskriterien dürfte jedoch die Fehlerquote nicht wesentlich ins Gewicht fallen, wenngleich die tatsächliche Anzahl der Infarkte mit Sicherheit höher ist, da ein Teil durch die im EKG-Kapitel näher dargelegten Maskierungsmöglichkeiten später nicht mehr diagnostizierbar ist.

In dem Zeitraum vom 1. 1. 1970 bis 31. 3. 1972 wurden an der II. Medizinischen Univ.-Klinik Halle/S. bei insgesamt 15 404 Personen Elektrokardiogramme registriert. Als Mindestprogramm wurden grundsätzlich die 12 Ableitungen nach Einthoven, Goldberger und Wilson aufgezeichnet.

Die elektrokardiographische Registrierung erfolgt mittels 6-Kanal-Schreiber (6 NEK 3 vom VEB Medizintechnik Zwönitz und des Kardioscript der Firma Schwarzer). Es handelt sich im überwiegenden Maße um ambulante sowie auch um stationäre Patienten.

Beim frischen Infarkt wurden als sicher gewertet: Das Infarkt-Q, die konvex gehobene ST-Strecke und ein spitz negatives sogenanntes koronares T.

Als typische elektrokardiographische Zeichen eines alten abgelaufenen Infarktes wurden gewertet:

1. Q größer als $\frac{1}{4}$ von R und über 0,04 sec breit in mindestens 2 Extremitäten-Ableitungen oder 1 Extremitäten-Ableitung und in aVF oder in mehreren Präkardialableitungen. Bei Vorliegen einer starken Rechtsdrehung der Achse von QRS wurden diese Kriterien nicht als infarktbedingt angesehen.

2. Fehlendes oder versenktes R in V1 bis V3, eventuell bis V4 oder V6, Q oder QS in V1 bis V3 (mit Ausschluß bei Linksschenkelblock und starker Linksherzhypertrophie).

3. Auffallend niedriges R in V6 bei linkstypischen Kammergruppen in den Extremitäten-Ableitungen.

Zur spezifischen Situation des überwiegend ambulanten Krankengutes sei angeführt, daß frische Infarkte zumeist in die Intensivpflegestation der I. Medizinischen Universitätsklinik der Martin-Luther-Universität Halle eingewiesen werden.

Aufgrund einer großen angiologischen Dispensairesprechstunde ist im ambulanten Krankengut ein beträchtlicher Teil von Patienten mit einer manifesten Atherosklerose enthalten. Daß bei Patienten mit einer peripheren Durchblutungsstörung häufiger Infarkte auftreten, ist allgemein geläufig, auch daß sogenannte „stumme" Verlaufsformen dabei bevorzugt zu beobachten sind (s. auch Wilhelmsen, 1971).

Unter den 15 404 elektrokardiographisch untersuchten Personen fanden sich bei 305 typische Infarkte jeden Stadiums. Diese Patienten wurden alle noch einmal bestellt und einer genauen anamnestischen Befragung unterzogen. Von 305 sicheren Infarkt-Patienten erschienen 217 (s. Tabelle 12). Von 20 Infarktkranken wurde der Tod mitgeteilt, während 68 Patienten aus verschiedenen Gründen sich nicht einer Nachuntersuchung unterziehen konnten. Dabei ergab sich,

Tabelle 12. Verteilung der Infarkte auf die einzelnen Jahre

	EKG-Unter-suchungen	Infarkte	untersucht	Exitus	nicht er-schienen
1970	6661	151	95	17	39
1971 bis 31. 3.	6827	133	109	2	22
1972	1916	21	13	1	7

Tabelle 13. Topographische Projektion der verschiedenen Lokalisationen der Infarkte (nach Zuckermann, 1959)

Lokalisation	Projektion										
anteroseptal	V1	V2	V3	(V4)							
apikal			(V3)	V4	(V5)						
anterolateral			(V3)	V4	V5	V6	VL		I	II	
lateral tief					V5	V6	(VL)		(I	II)	
anteroextensiv	V1	V2	V3	V4	V5	V6	VL		I	II	
supraapikal			V3	V4			VL				
lateral hoch							VL		I	II	
posterior								VF		II	III
postero-lateral tief					V5	V6		VF		II	III
postero-lateral hoch							VL	VF		II	III
posteroseptal	VE(V1)							VF		II	III
periapikal			V3	V4	(V5	V6)		VF		II	III
antero-posterior (septal ex-tensiv oder H-Form)	V1	V2	V3	(V4	V5	V6)	(VL)	VF	(I)	II	III

daß bei 108 Personen (50%) ein klinisch typischer Verlauf und bei 35 (16%) eine atypische Verlaufsform nachgewiesen werden konnte. Bei 74 Personen (34%) war keinerlei Anhalt für einen Infarkt in der Vorgeschichte aufzuspüren.

Die Einteilung in 3 Gruppen (typisch, atypisch, stumm) erfolgte nach der Symptomatik.

Das Geschlechterverhältnis insgesamt beträgt 24 Frauen zu 193 Männern = 1:8.

Bei den typischen Infarkten ist das Verhältnis 6 Frauen zu 102 Männern, bei den atypischen 4 Frauen zu 31 Männern und bei den stummen 14 Frauen zu 60 Männern.

Die Erfassung der Lokalisation der Infarkte wurde nach der Einteilung von Zuckermann (1959) vorgenommen (Tabelle 13).

Korrelationsstatistische Untersuchungen ergaben, daß keine relevanten Abweichungen zwischen den drei Gruppen in den einzelnen Punkten vorliegen (s. Tabelle 14–16).

Tabelle 14. Lokalisation der typischen, atypischen und stummen Infarkte nach der topographischen Projektion

	typische Infarkte	atypische Infarkte	stumme Infarkte
anteroseptal	25	8	20
apikal	2		
anterolateral	5		
lateral tief			
anteroextensiv	4		2
supraapikal	3		
lateral hoch	1		
posterior	41	15	36
posterolateral tief	7	5	2
posterolateral hoch	1		3
posteroseptal			
periapikal	12	3	5
anteroposterior (septal extensiv oder H-Form)	7	4	6
	108	35	74

Tabelle 15. Begleitkrankheiten und begleitende Symptome bei den verschiedenen Gruppen der Infarkte

	typische Infarkte	atypische Infarkte	stumme Infarkte
Hypertension	56	22	28
Hypotension	9	1	5
Diabetes mellitus	18	4	9
a VK Untere Extrem.	59	26	43
a VK obere Extrem.	19	4	4
aVK Kopfbereich	20	7	14
Emphysem	35	6	15
Magenresektion	5	4	3
Xanthelasmen	9	3	13
Arcus senilis	13	5	17
	108	35	74

Tabelle 16. Angaben über die Rauchgewohnheiten der Patienten der verschiedenen Gruppen

Nikotin	typische Infarkte			atypische Infarkte			stumme Infarkte		
	schwach	mittel-stark	stark	schwach	mittel-stark	stark	schwach	mittel-stark	stark
Zigaretten	3	25	43	3	9	11	5	19	17
Zigarren	2	7	4	1	2	1	3	2	5
Pfeife		4	2		1	1		2	1
Nichtraucher		18			6			20	

Das Durchschnittsalter der typischen Infarkte betrug 62,43 Jahre (Frauen 61,16 Jahre, Männer 62,51 Jahre, wobei bei den Frauen das Alter zwischen 47 und 73 und bei den Männern zwischen 39 und 77 Jahre schwankte).

Bei den atypischen Infarkten betrug das Durchschnittsalter aller 62,46 Jahre (Frauen 64,26 Jahre, Männer 62,11 Jahre, wobei bei den Frauen das Alter zwischen 60 und 68 und bei den Männern zwischen 39 und 79 Jahre schwankte).

Bei den stummen Infarkten betrug das Gesamtdurchschnittsalter 65,50 Jahre (Frauen 64,5 Jahre, Männer 65,56 Jahre, wobei das Alter bei den Frauen zwischen 48 und 75 und bei den Männern zwischen 35 und 83 Jahren schwankte.

Der hohe Anteil „stummer" Infarkte in unserem Krankengut dürfte in erster Linie darauf zurückzuführen sein, daß der Großteil unserer Patienten ambulante Kranke sind. Und von diesen kam wiederum eine beträchtliche Anzahl wegen einer peripheren Durchblutungsstörung in unsere angiologische Dispensairesprechstunde. Damit ist naturgemäß der Anteil derer, die bekanntermaßen häufiger einen stummen Infarkt erleiden, von vornherein größer.

Der Nachweis von Durchblutungsstörungen auch in anderen Gefäßprovinzen in einem relativ hohen Prozentsatz unterstreicht den zumeist generellen Charakter der Atherosklerose.

Wie schon im pathologisch-anatomischen Untersuchungsgut, so läßt sich hier feststellen, daß die stummen Infarkte eine höhere Beteiligung der Frauen und ein höheres Durchschnittsalter aufweisen.

So haben Blümchen u. Mitarb. (1966) bei 200 unausgewählten Männern, die wegen eines Verschlusses von Extremitätenarterien eingewiesen worden waren, in 20% elektrokardiographisch einen Infarkt diagnostiziert. Dieser war nur wenigen Patienten bekannt. Jipp u. Mitarb. (1971) fanden bei 169 Kranken mit angiographisch nachgewiesenen chronischen Verschlüssen der Becken- und Beinarterien in 12,5% elektrokardiographische Infarkte, von denen der größte Teil „stumm" verlaufen ist. Ein Vergleich dieser Befunde mit entsprechenden Daten einer unausgewählten Population zeigen eine signifikante Häufung von pathologischen EKG-Befunden, Myokardinfarkten und stummer Infarktverläufe bei Patienten mit atherosklerotischer Obturation der Extremitätenarterien. Wenn diese Zahl auch aufgrund von bevorzugt schweren Stadien von peripheren Durchblutungsstörungen besonders hoch sein mag, so haben wir diese Tatsache bei 1000 ambulanten Patienten unserer angiologischen Dispensairesprechstunde ebenfalls nachweisen können (Wilhelmsen, 1971).

Der Unterschied zu einer normalen Vergleichsgruppe ist nicht so eklatant, daß für einen Einzelfall daraus bindende Schlüsse zu ziehen sind. Der Gruppenunterschied ist jedoch statistisch hoch signifikant. Es fanden sich bei 54,6% der Patientengruppe mit peripheren Durchblutungsstörungen und bei 42,8% der Normalpersonen eindeutig pathologische Elektrokardiogramme.

Widmer (1965), Widmer und Mall (1974) fanden bei einer Untersuchung von 6400 Probanden, die ab 1959 einer fortlaufenden angiologischen Kontrolle unterzogen wurden, in 5% der Männer über 45 Jahre Gliedmaßenarterienstenosen oder -verschlüsse. Entsprechend den Ergebnissen der Basler Studie I fand sich auch weiterhin eine auffallende Parallelität der Prävalenz von koronaren Herzkrankheiten in der Framingham-Studie und Gliedmaßenverschluß in der Basler Studie. Claus u. Mitarb. (1970) beobachteten bei Patienten mit peripherer Verschlußkrankheit rund 4mal häufiger einen anamnestischen Herzinfarkt und rund 6mal häufiger EKG-Zeichen einer koronaren Herzkrankheit als in einer gleichaltrigen Vergleichsgruppe ohne Veränderungen an den Gliedmaßenarterien.

Wir selbst konnten mit Hilfe der Fischerschen Diskriminanzanalyse nachweisen, daß dem Elektrokardiogramm (allerdings ohne Belastungs-EKG) keine sichere Aussagefähigkeit in der Trennung zwischen Gefäßgesunden und Atherosklerotikern zukommt, namentlich nicht im höheren Alter (Mörl, 1971). Diese Feststellung ist durch vielfältige simultane koronarographische und elektrokardiographische Untersuchungen bestätigt (Schoop u. Mitarb., 1966; Blümchen u. Mitarb., 1967).

Besonders in Kenntnis der Basler Studie ist aber trotz Einschränkung der diagnostischen Aussagefähigkeit des Elektrokardiogramms eine Anfertigung desselben bei jeder angiologischen Untersuchung erforderlich, da die koronare Herzkrankheit bekanntlich die häufigste Todesursache bei Patienten mit peripheren Durchblutungsstörungen darstellt.

Literatur

Blümchen, G., Kiefer, H., Schoop, W.: Koronarographische Befunde bei Kranken mit obliterierenden Veränderungen in den Extremitätenarterien und pathologischem Ruhe-EKG. Z. Kreisl.-Forsch. **56**, 607 (1967).

Blümchen, G., Schoop, W., Blümchen, Ch.: Symptomarme Herzinfarkte bei Kranken mit Verschluß von Extremitätenarterien. Med. Klin. **61**, 1319 (1966).

Claus, L., Burkart, F., Widmer, L. K., Schweizer, W.: Elektrokardiographische

Zeichen der koronaren Herzkrankheit und Gefäßarterienverschluß. Helv. med. Acta, Suppl. 50 (1970).

Jipp, P., Sedlmeyer, J., Schellmann, H.D., Brühn, H., Müller-Wiefel, H., Borm, D.: Koronarielle Zirkulationsstörungen bei arteriosklerotischen Obturationen von Extremitätenarterien. Z. Kreisl.-Forsch. **60**, 851 (1971).

Mörl, H.: Über die sog. stummen Myokardinfarkte. Münch. med. Wschr. **107**, 2526 (1965).

Mörl, H.: Atherosklerotische Gefäßerkrankungen und Mikrozirkulation. Leipzig: Barth 1971.

Schoop, W., Kiefer, H., Blümchen, G.: Koronarographische Befunde bei Kranken mit obliterierenden Veränderungen an den Extremitätenarterien und nomalem Ruhe-EKG. Z. Kreisl.-Forsch. **55**, 884 (1966).

Widmer, L.K.: Häufigkeit, Ätiologie und Bedeutung des chronischen Verschlusses von Gliedmaßenarterien. In: Arterielle Durchblutungsstörungen in der Praxis. (L.K. Widmer, P. Waibel, Hrsg.). Bern–Stuttgart: Huber 1965.

Widmer, L.K., Mall, T.: Zur Epidemiologie des Gliedmaßenarterienverschlusses. In: Gefäßerkrankungen (F. Loogen, K. Credner, Hrsg.). Baden-Baden–Brüssel: Witzstrock 1974.

Wilhelmsen, E.: Chronisch-arterielle Verschlußkrankheiten im Gliedmaßenbereich und EKG. Med. Inaug. Dissert., Halle 1971.

Zuckermann, R.: Grundriß und Atlas der Elektrokardiographie. 3. Aufl. Leipzig: Thieme 1959.

VII. Zusammenfassende epikritische und kritische Betrachtungen

Die Kenntnisse über den Myokardinfarkt sind verhältnismäßig jung, wie uns ein Streifzug durch die Literatur offenbart.

Anhand statistischer Angaben aus mehreren Ländern wurde aufgezeigt, daß in allen zivilisierten Staaten in West und Ost in den letzten Jahrzehnten ein starker Anstieg der Atherosklerose mit ihren Komplikationen zu verzeichnen ist. In den hochindustrialisierten Ländern haben die Herz-Kreislauferkrankungen mit etwa 50–70% mit Abstand die erste Stelle in der Todesursachenstatistik erreicht. So gehen bei den Männern Westeuropas 60–70% aller kardiovaskulären Todesursachen zu Lasten der ischämischen Herzkrankheit (Frauen 20–25%), in den USA 70% (Frauen 30–55%), wobei die Prozentsätze mit dem Alter ansteigen.

Die ischämische Herzkrankheit beträgt in Westeuropa bei Männern im Alter von 45–75 Jahren 30% der Gesamtmortalität (Frauen 15–20%), in den USA 40% (Frauen 25%). In der Bundesrepublik Deutschland sterben zur Zeit etwa 130000 Menschen jährlich an einem Myokardinfarkt.

Bemerkenswert ist, daß aus Dänemark, Finnland, Schweden und den USA sowie England Berichte erscheinen, wonach kein weiteres Ansteigen der Infarkte in den letzten Jahren, im Gegensatz zu allen anderen Mitteilungen, erfolgt sein soll. In allen größeren Statistiken kommt zum Ausdruck, daß die Koronarsklerose in etwa 95% ursächlich für das gehäufte Auftreten des Myokardinfarktes anzuschuldigen ist.

Von besonderer Bedeutung ist die in den letzten 30 Jahren beobachtete Vorverlegung der Koronarsklerose bei Männern in jüngere Jahrgänge mit häufigerem Auftreten des sogenannten jugendlichen Myokardinfarktes unterhalb des 40. Lebensjahres. Letzteres ist vorwiegend eine klinische Feststellung, in den pathologisch-anatomischen Statistiken läßt sich dies nicht nachweisen, offenbar deshalb, weil die jugendlichen Infarkte eine bessere Überlebensquote haben.

Die Mehrzahl der Infarkte liegt jedoch weiterhin in den höheren Altersgruppen vom 60. Lebensjahr an, vor allem deswegen, weil heute durch die hohe Lebenserwartung der zivilisierten Menschheit viele ihre atherosklerotischen Komplikationen noch erleben.

Der geschlechtsdifferente Befall durch die Koronarsklerose ist bis etwa zum 50. Lebensjahr ganz eindeutig. Mit dem Einsetzen der Menopause steigt bei den Frauen der Grad der Atherosklerose signifikant an und erreicht mit dem 70. Lebensjahr das Ausmaß der Männer, wenn auch geschlechtsspezifische lokalisatorische Dominanzen und anatomische Unterschiede bestehen bleiben. Eindeutig ist der dadurch bedingte, durchschnittlich um 10 Jahre frühere Befall der Männer durch den Infarkt. Zurückgeführt wird dieses Phänomen u. a. auf die gefäßwandschützende Wirkung der weiblichen Sexualhormone bei intaktem Zyklus. Diese kann nach neuesten Feststellungen bei normalmenstruierenden Frauen durch starkes Zigarettenrauchen durchbrochen werden.

Aus der Vielzahl epidemiologischer Studien ist ersichtlich, daß die schwere allgemeine Atherosklerose in den letzten Jahrzehnten deutlich zugenommen hat, jedoch nicht in dem Maße angestiegen ist, wie die Koronarsklerose. Ein wesentlich fördernder Einfluß auf deren Häufigkeit wird den sogenannten Risikofaktoren zugeschrieben. Bei diesen unterscheidet man solche erster Ordnung − Zigarettenrauchen, Hypertension, Hyperlipidämien − und zweiter Ordnung − Diabetes mellitus, Hyperurikämie, mangelnde körperliche Betätigung u. a.

Zum anderen haben die Untersuchungen gerade in Deutschland gezeigt, daß in den Nachkriegszeiten die Infarktmorbidität auffällig zurückging und in der Wiederauffütterungsperiode schlagartig zugenommen hat − ein Hinweis, daß auch die Ernährung von wesentlicher Bedeutung ist. Jetzt ist dafür der südpazifische Raum ein entsprechendes Modell.

Es ließ sich unter anderem auch von uns nachweisen, daß mit zunehmendem Körpergewicht die Schwere der Koronarsklerose und damit die Häufigkeit des Myokardinfarktes ansteigt.

Es gilt als bewiesen, daß Völker mit hoher Sterblichkeit an ischämischen Herzkrankheiten sich durch einen großen Verbrauch an tierischen Nahrungsfetten auszeichnen. Dadurch kommt es in erhöhtem Maße zur Fetteinlagerung in die Gefäßwände und zur verstärkten Ausbildung einer Atheromatose.

Die geographischen Verschiedenheiten der Infarkthäufigkeit in Abhängigkeit von den Lebens- und Eßgewohnheiten werden bei weltweiten Untersuchungen deutlich. Durch die zunehmende Industrialisierung der Welt ist mit Sicherheit eine weitere Zunahme dieser Erkrankung mit Vorverlegung in jüngere Altersklassen zu erwarten. Dies erfordert deshalb in erhöhtem Maße eine gründliche Beschäftigung mit dieser Krankheit und ihren Folgeerscheinungen.

Bei Besprechung der elektrokardiographischen Diagnose des Myokardinfarktes wurden einleitend die typischen Veränderungen aufgezeigt. Den Hauptanteil dieses Kapitels stellen Hinweise auf atypische elektrokardiographische Veränderungen dar. Das sichere elektrokardiographische Kennzeichen eines Myokardinfarktes, das charakteristische Q., tritt außer bei transmuralen Nekrosen dann auf, wenn das Subendokard nekrotisch wird oder der Muskeluntergang das äußere Drittel der Kammerwand erreicht. Die Ausnahme bildet der subendokardiale Infarkt der lateral-hohen Region sowie der sogenannte rudimentäre oder nicht-transmurale Vorderwandinfarkt. Je ausgeprägter ein Infarkt in Fläche und Tiefe der Kammerwand ist, umso typischer sind die elektrokardiographischen Anzeichen. Dabei wird darauf hingewiesen, daß die charakteristischen Veränderungen erfahrungsgemäß besonders häufig bei Koronarerkrankungen auftreten, jedoch auch andere Ursachen dafür verantwortlich sein können.

Desweiteren wurde auf falsch-positive und falsch-negative Möglichkeiten einer elektrokardiographischen Infarkt-Diagnostik eingegangen.

So einfach die richtige Diagnose bei typischen Veränderungen ist, so schwierig kann sie bei atypischen Verlaufsformen sein. Die Diagnose eines Vorderwandinfarktes erschwert sich beispielsweise sehr oft durch begleitende Zeichen einer Linksherzhypertrophie, mehrfache Infarkte und intraventrikuläre Leitungsstörungen.

Auf die verschiedenen Möglichkeiten der Maskierung des Infarkt-Q wird näher eingegangen.

Es ist ferner bekannt, daß bei unzweideutigen Infarkten eine Nivellierung der spezifischen Elektrokardiogramm-Zeichen eintreten kann, so daß später nicht mehr der Nachweis einer Infarzierung erbracht werden kann und demzufolge durch das Elektrokardiogramm meist weniger Infarkte diagnostiziert werden als tatsächlich abgelaufen sind. Durch eigene Untersuchungen konnten stumme Zonen im Herzmuskel als Erklärung für unbemerkt verlaufende Infarkte durch Feststellung gleicher Lokalisation mit den typischen Infarkten nicht bestätigt werden.

Die diagnostische Auswertung des Infarkt-Elektrokardiogramms zeigt uns nichts anderes an, als eine Funktionsstörung durch eine Änderung der elektromotorischen Erregungsleitung im Herzen und ihre Projektion auf die jeweils angewandten Ableitungsebenen und somit eine schwerwiegende, örtlich umschriebene Stoffwechselstörung des Myokards.

Myokardinfarkte auf dem Sektionstisch, die sich durch die subjektiven Empfindungen und die üblichen klinischen Untersuchungsverfahren nicht angezeigt hatten, waren die ursprüngliche Veranlassung, dem „stummen" Myokardinfarkt unsere Aufmerksamkeit zuzuwenden. *Als „stumm" haben wir alle Infarkte bezeichnet, die „klinisch" unerkannt geblieben, also sowohl ohne subjektive und objektive Symptome als auch ohne Schmerzäquivalente waren, gleichgültig ob eine präzisere Anamnese oder eine subtilere Untersuchung zu einem positiven Resultat hätten führen können.*

Es handelt sich also um Infarkte, die für den Patienten wenig eindrucksvoll waren, vom untersuchenden Arzt übersehen — falls ein solcher überhaupt aufgesucht wurde — und entweder zufällig bei einem routinemäßigen Elektrokardiogramm oder postmortal festgestellt wurden.

Nur mit Hilfe dieser zwei Nachweisverfahren lassen sich „stumme" Infarkte feststellen. Größerer Aussagewert kommt mit Sicherheit der postmortalen Feststellung zu, da ein großer Teil aller Verstorbenen — nicht nur der Hospitalisierten — obduziert wurde und die pathologisch-anatomische Erfaßbarkeit wesentlich unzweideutiger ist als die elektrokardiographische.

Während man früher unter dem Begriff des „stummen" Infarktes die elektrokardiographisch „stummen" meinte, bezieht sich „stumm" jetzt lediglich auf die klinische Symptomatik, da sich nach Einführung der Brustwandableitungen herausgestellt hat, daß der Anteil elektrokardiographisch „stummer" Infarkte verschwindend klein ist.

Die Definition ist damit ein rein klinischer Begriff, wobei die von Schimert (1953) getroffene subtilere Einteilung in
1. symptomloser Myokardinfarkt
2. schmerzloser Myokardinfarkt
3. Myokardinfarkt mit atypischer Schmerzlokalität oder Schmerzmodalität
4. larvierter Myokardinfarkt
in ihrer Bedeutung und Berechtigung nicht eingeschränkt werden soll. Die ausführliche Einteilung der Infarkte nach der WHO-Definition ist ebenfalls im Detail angeführt worden.

Der Myokardinfarkt wird oft nicht diagnostiziert, weil bei atypischem Verlauf gar nicht daran gedacht und demzufolge nicht richtungsweisend gefahndet wird. Deshalb werden mitunter feinste, durch den Myokardinfarkt verursachte Veränderungen nicht erfaßt oder verkannt. Es soll damit zum Ausdruck gebracht werden, daß viele als „stumm" bezeichnete Infarkte tatsächlich mit diskreter Symptomatik einhergehen. Zweifelsohne läßt sich aber ein Teil klinisch tatsächlich nicht erkennen. Die verschiedenartigen Angaben über die Häufigkeit „stummer" Infarkte in der Literatur, die zwischen 0,9 und 63% schwanken, werden durch die unterschiedliche Zusammensetzung des Untersuchungsgutes, durch die verschiedenseitigen Feststellungen — ob von klinischer oder pathologisch-anatomischer Seite — und von dem Abstand von dem Ereignis bestimmt. Es hat sich herausgestellt, daß die Anzahl der unerkannten Myokardinfarkte proportional dem Zeitintervall zwischen Eintritt des Infarktes und erster Untersuchung ansteigt.

Auf die verschiedenen Schwierigkeiten, die gerade dem Kliniker mitunter auch durch die Kürze der zur Verfügung stehenden Zeit bei der endgültigen Diagnostik im Wege sind, wird näher eingegangen.

Wie auch bei anderen Fehldiagnosen geläufig, können die Symptome des Infarktes entweder von stärkeren einer anderen Erkrankung überlagert oder so atypisch sein, daß ihre Einordnung und Deutung nicht zu Recht vorgenommen wird. Zum anderen kann der Infarkt so diskret in Erscheinung treten, daß er sowohl vom Patienten als auch vom Arzt nicht erkannt oder fehlgedeutet wird. Dabei ist die so oft aufschlußreiche und richtungsweisende Anamnese zumeist unzuverläßlich.

Sinn dieser Darlegung sollte sein, aufzuzeigen, daß es in einem beträchtlichen Prozentsatz klinisch nicht erkannte Infarkte gibt. In Kenntnis der atypischen und stummen Verlaufsformen soll diesen erhöhte Aufmerksamkeit und gründlichere diagnostische Bemühungen gewidmet werden, um deren Anzahl weiter einzuschränken und die Prognose der davon Betroffenen zu verbessern.

Aus eigenen Untersuchungen zur Häufigkeit des „stummen" Infarktes im Sektionsgut geht hervor, daß bei sorgfältiger Auswahl ein Teil als klinisch völlig stumm abgelaufen anzusehen ist (23,5%). Am häufigsten erscheinen dabei die Diagnosen „Herzinsuffizienz" und „Myodegeneratio cordis". Zum anderen wird darauf aufmerksam gemacht, daß Infarzierungen des Herzmuskels durch Comata, postoperative Zustände und schwere konsumierende Erkrankungen subjektiv völlig unbemerkt verlaufen können. Bei den stummen Infarkten fällt eine höhere Beteiligung der Frauen und von Menschen in weiter vorgerückten Lebensjahren auf. Deshalb wurden nachfolgend die auf Grund der eigenen Analyse herausgearbeiteten und durch das Studium des Schrifttums ergänzten subjektiven und objektiven Hinweiszeichen auf einen Myokardinfarkt noch einmal zusammengefaßt.

Es geht daraus hervor, daß mit Sicherheit ein Teil der nicht erkannten Infarkte bei gezielten Nachforschungen diagnostizierbar gewesen wäre und durch eine genaue Anamnese sich der Anteil von sogenannten „stummen" Infarkten wesentlich verringern ließe. Die häufigsten *subjektiven* Hinweise auf einen nicht typisch verlaufenden Infarkt sehen wir in folgenden Punkten:

1. Plötzliche Zunahme der Luftnot, abdomineller Schmerzen und Oedeme, (Verstärkung einer bereits vorbestehenden Herzinsuffizienz)
2. Schlagartiges Einsetzen einer beträchtlichen Atemnot (paroxysmale Dyspnoe oder Lungenoedem ohne erkennbaren Grund)
3. Plötzlich in Erscheinung tretende Blässe, Schweißausbruch, eventuell Ohnmacht (protrahiert einsetzender Kollaps und Schock ohne ersichtlichen Grund)
4. Auftreten von Herzstolpern, unregelmäßigem Herzschlag und ähnlichem (paroxysmale Tachykardie oder Rhythmusstörungen)
5. Allgemeine Schwäche, Mattigkeit, schnellere Ermüdbarkeit − vor allem der Muskulatur − (durch plötzlichen oder allmählichen Blutdruckabfall)
6. Plötzlich einsetzendes Angstgefühl, innere Unruhe, Schlaflosigkeit, motorische Unruhe u. a.

7. Zerebrale Symptome in Form von Verwirrungszuständen, stärkerem Kopfdruck u. a. bis zu synkopalen Anfällen und apoplektiformen Erscheinungen
8. Gastrointestinale Symptome in Form von Leibschmerzen, Übelkeit, Erbrechen, Völlegefühl, Appetitlosigkeit, Stuhlgang oder Diarrhoe (Vagusreizung)
9. Plötzlich einsetzender starker Schmerz in einer Extremität mit Blässe und Kältegefühl (periphere arterielle Embolie, periphere Durchblutungsstörungen bis zu Akronekrosen als Folge einer hochgradigen Zentralisation des Kreislaufs).

Des weiteren wird durch unterschiedliche Schmerzimpulse auf atypische Schmerzlokalisationen hingewiesen, wobei eine diskontinuierliche Ausbreitung mit lokalisierter Manifestation völlig abseits vom Entstehungsort besondere Erwähnung verdient. Außerdem werden differential-diagnostische Erwägungen angestellt.

Auf die häufige Verkennung eines Infarktes, der bei vorbestehender Herzinsuffizienz klinisch nicht typisch in Erscheinung tritt, kann nicht oft genug hingewiesen werden. Bei bekannter Hypertension muß eine „akute Dekompensation" solange als Krankheitsbezeichnung in den Hintergrund treten, bis ein Myokardinfarkt sicher ausgeschlossen werden kann.

Auf vordergründig zerebrale Erscheinungen bei einem Infarkt wird ebenfalls die Aufmerksamkeit nachdrücklich gelenkt.

Folgende *objektive* Hinweise können der Feststellung eines sogenannten „stummen" Myokardinfarktes dienen:
1. Temperaturen unklarer Genese,
2. Leukozytose unbekannter Ursache,
3. plötzlicher Abfall des Blutdruckes oder fortlaufende Erniedrigung, vor allem bei vorbestehender Hypertension sowie starke Abnahme der Blutdruckamplitude,
4. Tachykardien oder plötzlich einsetzende Rhythmusstörungen,
5. manifeste Zeichen einer kardialen Insuffizienz, wobei besonders auf eine Stauungsbronchitis und -leber zu achten ist,
6. Erhöhung von Blutsenkung, Blutzucker, Harnstoff-Stickstoff, Transaminasen, Isoenzymen, CPK, LDH, Myoglobin, Veränderungen der Serumeiweißkörper, des Serumkreatinins, Glykosurie,
7. plötzlich eintretende Herzvergrößerung,
8. perikarditisches Reiben ohne ersichtlichen Grund,

9. verbreiterter und hebender Herzspitzenstoß,
10. plötzliche Blässe oder Zyanose,
11. kollabierte Venen.

Einige im Verlauf des letzten Jahres selbst erlebte eindrucksvolle Beispiele dieser Art beschließen das Kapitel.

Der nächste Abschnitt betrifft eigene klinische Untersuchungen, wobei positive Elektrokardiogramm-Befunde bei leerer Anamnese gewertet wurden.

Neben der pathologisch-anatomischen Feststellung eines abgelaufenen Infarktes bietet sich von klinischer Seite die Möglichkeit der Überprüfung der Vorgeschichte bei typischem Elektrokardiogramm an. Wird bei einer routinemäßigen elektrokardiographischen Untersuchung ein charakteristisches Infarkt-Elektrokardiogramm aufgezeichnet, aber eine unauffällige Anamnese erhoben, so können ebenfalls „stumme" Infarkte aufgedeckt werden.

Auf die der elektrokardiographischen Diagnose eines Infarktes anhaftende Unsicherheit in falsch-positivem und falsch-negativem Sinne ist weitgehend eingegangen worden. Da nur sichere Infarkte gewertet wurden, dürfte die tatsächliche Anzahl höher liegen. Als typische elektrokardiographische Zeichen eines alten abgelaufenen Infarktes wurden angesehen:

1. Q größer als $^1/_4$ von R und breiter als 0,04 sec in mindestens zwei Extremitäten-Ableitungen oder einer Extremitäten-Ableitung und in einer Goldberger-Ableitung oder in mehreren Präkordial-Ableitungen. Bei Vorliegen einer starken Rechtsdrehung der Achse von QRS wurden diese Kriterien nicht als infarktbedingt angesehen.
2. Fehlendes oder versenktes R in V1 bis V3 – eventuell bis V4 oder V6, Q oder QS in V1 bis V3 (mit Ausschluß bei Linksschenkelblock und starker Linkshypertrophie), Q in V3 und V4 tiefer und breiter als in V5 und V6.
3. Auffallend niedriges R in V6 bei linkstypischen Kammergruppen in den Extremitäten-Ableitungen.

Nach der heute fast allgemein anerkannten Theorie wird angenommen, daß der pektanginöse Schmerz und die damit verbundenen Phänomene durch eine Hypoxie oder Anoxie des Herzmuskels bedingt sind, die in erster Linie auf eine Koronarinsuffizienz zurückgehen.

Die Koronarinsuffizienz besteht in einem Mißverhältnis zwischen der Blutversorgung und dem Blutbedarf des Herzmuskels. Bei der Koronarinsuffizienz fehlt die Koronarreserve, so daß keine Anpassung an den jeweiligen Bedarf des Myokards erfolgen kann.

Als häufigstes morphologisches Substrat der Koronarinsuffizienz ist die Koronarsklerose anzusehen.

Die Angina pectoris und der Myokardinfarkt sind nahezu immer mit koronarsklerotischen Veränderungen gekoppelt, wenn auch jedem pathologisch-anatomisch Tätigen das oft nachweisbare Mißverhältnis von Schwere der Koronarsklerose und deren Auswirkungen am Herzmuskel bekannt ist. Entgegen andersartigen Erklärungsversuchen gilt die „Koronartheorie" des Myokardinfarktes als eine der sicher bewiesenen Grundlagen der heutigen Medizin. „Metabolische" Läsionen sind die Ausnahme und haben mit einem echten Infarkt nichts zu tun. Nach größeren Statistiken ist als Komplikation der Koronarsklerose die Koronarthrombose häufig für die Auslösung der Herzmuskelnekrose verantwortlich zu machen. Treten mechanische Behinderungen des Blutflusses ein oder drosseln anderweitige Mechanismen die Blutzufuhr oder bestehen Änderungen in der Zusammensetzung und damit der Viskosität des Blutes, kann es bei Mehrbedarf der Herzmuskulatur zu den typischen Belastungsstenokardien kommen. Das ist dann der Fall, wenn der durch Dilatation der Arteriolen im betroffenen Abschnitt kompensierte Belastungsgrad überschritten wird. Diese Stenokardien treten deshalb auf, weil es zu einer erheblichen Einschränkung der Koronarreserve gekommen ist. Ist die Koronarinsuffizienz von erheblichem Ausmaß und längerer Dauer, so kann aufgrund der dadurch bedingten längeren Hypoxie oder Anoxie eine Nekrose der Herzmuskulatur zustande kommen. Handelt es sich um leichtere passagere Formen der Durchblutungsstörung, so kommt es nur zu vorübergehenden Stoffwechselstörungen im Herzmuskel, die rückbildungsfähig sind. Letzterer Pathomechanismus stellt die Ursache der Angina pectoris dar.

Bei den Stoffwechselabläufen der Herzmuskelzellen ist eine besonders hohe Intensität erkennbar, die nicht nur durch das Mitochondrien-Myofibrillen-Verhältnis, sondern auch an den hohen Aktivitäten von Fermenten des Zitronensäurezyklus, von Zytochromen und Myoglobin an der Zellatmung deutlich wird.

Die Deckung des Energiebedarfs des Herzens erfolgt ausschließlich über die oxydative Phosphorylierung aus dem intermediären Stoffwechsel, aus dem die für die Erhaltung und spezifische Funktion der Zellen notwendigen energiereichen Phosphate hervorgehen. Die Vielzahl und Intensität sauerstoffverbrauchender Prozesse erklärt die große Anfälligkeit des Herzens bei einer Störung der Durchblutung. Auf die sehr im Fluß befindlichen komplizierten Stoffwechselvorgänge soll hier nicht weiter eingegangen werden, da eine restlose Aufklärung noch nicht erfolgt ist, die Ansichten uneinheitlich sind und laufend neue Erkenntnisse bisherige Vorstellungen ablösen.

Der Schmerz beim Myokardinfarkt entsteht nach unserem heutigen Wissen im Herzmuskel selbst. Der den Schmerz auslösende Reiz steht noch nicht sicher fest, doch hat die Annahme, daß es sich um einen chemischen Reiz handelt, der direkt oder indirekt mit einem Sauerstoffmangel des Muskelgewebes zusammenhängt, die größte Wahrscheinlichkeit. Als die Schmerz-Rezeptoren stimulierende Substanzen sind bekannt:

K^+, 5-Hydroxytryptamin (Serotonin) der Erythrozyten, ein kationisches Protein aus Lysosomen polymorphkerniger Leukozyten, Lysophosphatidylaethanolamin der Haut und das Histamin der Mastzellen. Zusätzlich enthalten Plasma und extrazelluläre Exsudate einen Proteinkomplex, aus dem Plasmakinine gebildet werden können, die ebenfalls zur Schmerzerzeugung beitragen. Warum die Rezeptoren auf den chemischen Reiz der hypoxisch entstandenen Stoffwechselprodukte reagieren und nicht auf Direkttraumatisierung, ist unklar. Es ist weiterhin noch ungeklärt, ob der wirkliche, den Schmerz auslösende Reiz in dem relativ oder absoluten Sauerstoffmangel an sich begründet liegt, oder ob er durch die Anhäufung von Stoffwechselprodukten bedingt ist, die durch die Stagnation der Blutströmung verursacht wird.

Die Entstehung eines Herzmuskelinfarktes stellt man sich heute folgendermaßen vor:

Bei eingeschränkter lokaler metabolischer Koronarregulation durch eine Koronarsklerose führt eine akute Zunahme der myokardialen Komponente des koronaren Widerstandes zu einer lokalen Gewebshypoxie. Dabei wird von uns dem kritischen Verschlußdruck eine besondere Bedeutung beigemessen (siehe schematische Darstellungen (Abb. 13). Da während der Systole die Durchblutung am kontrahierten Ventrikel besonders gedrosselt ist, wird die Höhe des diastoli-

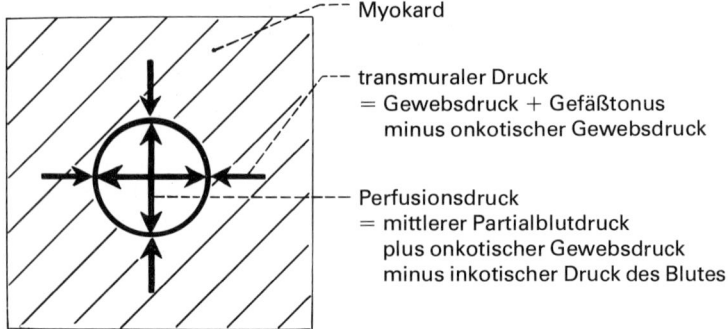

Myokard

transmuraler Druck
= Gewebsdruck + Gefäßtonus
minus onkotischer Gewebsdruck

Perfusionsdruck
= mittlerer Partialblutdruck
plus onkotischer Gewebsdruck
minus inkotischer Druck des Blutes

Abb. 13. Schematische Darstellung der Zirkulationsverhältnisse unter normalen Bedingungen

schen Druckes entscheidend. Sinkt der Perfusionsdruck unter den kritischen Wert, resultiert je nach Geschwindigkeit der Einengung des Gefäßes der „critical closing pressure". Gleichzeitig entwickelt sich über eine Erythrozytenaggregation und der dadurch bedingten Erhöhung der „Strukturviskosität" ein erhebliches Strömungshindernis, dessen Beseitigung einen gesteigerten Anschubdruck („critical opening pressure") erfordert. Übersteigt der kapilläre Filtrationsdruck den kapillären Resorptionsdruck, so entsteht das durch die Stase ausgelöste perivaskuläre Oedem. Der intravasale Flüssigkeitsverlust erhöht im Gefäß den onkotischen Druck, der im Verein mit dem perivaskulären Oedem die mikrozirkulatorische Situation in Richtung „critical closing pressure" weiterhin verschlechtert. Der verminderte Spüleffekt wirkt sich während der nun weitgehend hypoxämischen Herzarbeit in einer lokalen Ansammlung „saurer Metabolite" aus, die die eigentlichen Schmerzstoffe darstellen dürften. (Abb. 14). Die Folge dieser Abtransportinsuffizienz ist ein noch ausgeprägteres perivaskuläres Oedem, völlige lokale Blockierung der Mikrozirkulation, Zellübersäuerung, Elektrolytstörungen, Kontraktionsinsuffizienz und letztlich Ausbildung einer Nekrose (Abb. 15). Nach den Erfahrungen beim peripheren Gefäßverschluß müßte die Schmerzlokalisation besonders in den pränekrotischen Randzonen lokalisiert sein. In den unmittelbar betroffenen Myokardbezirken kommt es zum Zerfall des Phosphorkreatinins, zur Glykolyse, zu Funktionsstörungen des Myokards, zur Azidose vor allem mit Anhäufung von Milchsäure und zu

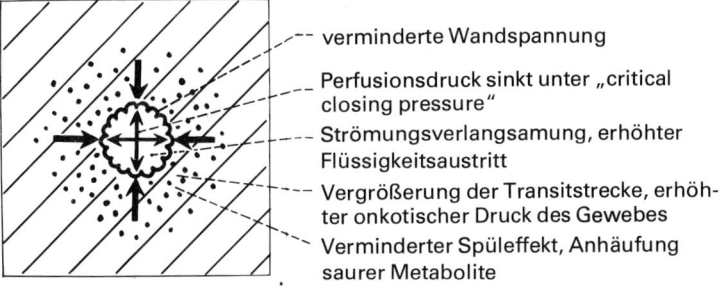

verminderte Wandspannung

Perfusionsdruck sinkt unter „critical closing pressure"

Strömungsverlangsamung, erhöhter Flüssigkeitsaustritt

Vergrößerung der Transitstrecke, erhöhter onkotischer Druck des Gewebes

Verminderter Spüleffekt, Anhäufung saurer Metabolite

Abb. 14. Schematische Darstellung der Zirkulationsverhältnisse bei Angina pectoris

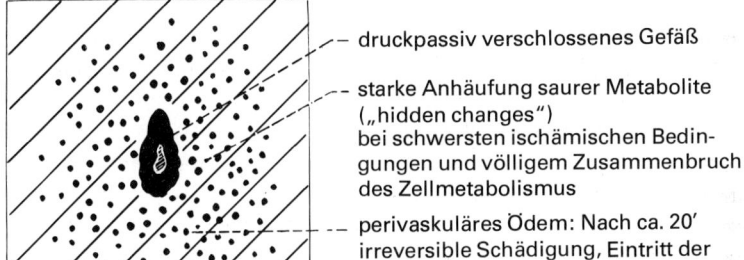

druckpassiv verschlossenes Gefäß

starke Anhäufung saurer Metabolite („hidden changes") bei schwersten ischämischen Bedingungen und völligem Zusammenbruch des Zellmetabolismus

perivaskuläres Ödem: Nach ca. 20' irreversible Schädigung, Eintritt der Nekrose

Abb. 15. Schematische Darstellung der Zirkulationsverhältnisse unter schwersten, länger anhaltenden ischämischen Bedingungen

einer Erniedrigung oder — bei schweren Störungen — zum Erlöschen des Energieumsatzes. Bei der Ausbildung eines Infarktes ist in den betroffenen Herzbezirken die Diskrepanz zwischen Energiebedarf des Myokard und Sauerstoffversorgung so groß, daß es nicht — wie bei der Angina pectoris — zu einer neuen Gleichgewichtseinstellung des Energiestoffwechsels kommen kann, die energiereichen Phosphate zerfallen bis unter die Grenze der Wiederbelebbarkeit des Myokards.

Dabei sollen sowohl dem lokalen Anstieg der Kalium- und Wasserstoffionenkonzentration, Magnesiummangelzuständen sowie der intrazellulären Azidose auf Grund intrazellulärer pH-Verschiebungen als auch einer Steigerung des transmembranären Kalziumioneninfluxes Bedeutung zukommen. Die neuerdings geäußerten Ansichten, daß die metabolischen Veränderungen primär myokardiogener Natur sind, werden für das Gros der Infarkte nicht als vordergründig, sondern im folgerichtigen pathogenetischen Ablauf als sekundäre Veränderungen angesehen.

Für den behandelnden Arzt ist wichtig zu wissen, daß Schmerzempfindung und Schmerzentstehung, also Krankheitsherd und Schmerzlokalisation, topographisch nicht identisch sein müssen. Nach eigenen Untersuchungen spielt die topographische Lokalisation der Infarkte für die Schmerzlosigkeit in einer bestimmten Anzahl keine Rolle. Die Annahme schmerzfreier, „stummer" Zonen im Herzmuskel für unbemerkt verlaufende Myokardinfarkte ist bei gleicher Lokalisation der stummen und der klinisch manifesten Infarkte als nicht zutreffend zu bezeichnen. Die Ursachen für die Schmerzlosigkeit eines gewissen Prozentsatzes von Infarkten sind noch nicht endgültig geklärt. Eine Erklärungsmöglichkeit ist die, daß es bei starkem Blutdruckabfall einerseits und guten venösen Abflußverhältnissen andererseits zu keiner Druckerhöhung in den Koronarien kommen kann und somit nicht zu einem Gefäßdehnungsschmerz.

Auf Grund der höheren Anzahl von „stummen" Myokardinfarkten im Alter und bei chronisch-progredienter allgemeiner Atherosklerose ist anzunehmen, daß der chronische Sauerstoffmangel im Gefolge zunehmender Koronarsklerose auch eine Beeinträchtigung der sensiblen Nervenendigungen bewirkt. Im gleichen Sinne spricht das gehäufte Auftreten des „stummen" Infarktes bei Herzinsuffizienz. Daneben sind sicherlich die psychische Struktur und die individuell variierende Schmerzperzeption von Bedeutung, wobei bei gleichzeitig vorliegender Zerebralsklerose eine verringerte Schmerzregistrierung und -verarbeitung vorliegen dürfte.

Für die Praxis ergibt sich, daß auch bei uncharakteristischem Krankheitsbild eine Fahndung mit allen zur Verfügung stehenden diagnostischen Hilfsmitteln nach dem „hinterhältigen" Feind der zivilisierten Menschheit erfolgen soll.

Sachverzeichnis

„Durch Beobachtungen am eigenen Patientengut konnte bestätigt werden, daß die Koronarkranken sehr gut auf die Behandlung mit Tranxilium 20 ansprachen, wobei Unruhe und Erregung, die die Häufigkeit der Koronarkrisen begünstigen, deutlich herabgesetzt wurden. Mit einer einmaligen abendlichen Dosis des Präparates gelang es, bei ängstlich verspannten Herzkranken, und besonders bei Koronarkranken, die für eine wirksame Behandlung des Krankheitsbildes unerläßliche psychische Entspannung zu erreichen.

Eine weitere Hauptindikation für Tranxilium 20 in der Kardiologie stellen u. E. psychovegetative Allgemeinstörungen ohne organische Begleitveränderungen dar. Durch Verminderung von Angst und abendlicher bzw. nächtlicher Unruhe kommt es gleichzeitig zu einer Verminderung der emotionalen Streßbelastung des Herzens.

Die fortlaufende Beobachtung der Wirkung von Tranxilium 20 auf das Herz-Kreislauf-System der Patienten ergab: keine signifikante Blutdrucksenkung, keine Verminderung der Blutdruckamplitude sowie keine Atemfrequenzanomalie. Ebenso wurden allergische Erscheinungen oder länger anhaltende Verdauungsstörungen nicht beobachtet."

Bracharz H., Anwendung von Dikalium-chlorazepat als 24-Stunden-Tranquilizer bei angst- und unruhebetonten Krankheitsbildern. Therapiewoche 25, 24, 3430 (1975)

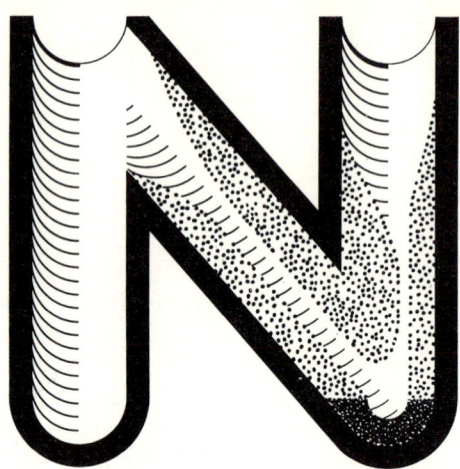

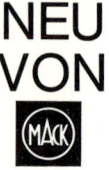
Normalip

normalisiert erhöhte Lipide –
Triglyzeride wie Cholesterin

Optimale Wirkstoffe

Optimale Wirkstoffmengen

Optimale Wirkung

In Normalip sind die beiden wichtigsten Prinzipien der Serum-lipidsenkung – der triglyzeridsenkende Effekt von Clofibrat und die cholesterinsenkende Wirkung von Inositolnicotinat – miteinander vereinigt. Dieser Synergismus sichert eine zuver-lässige Wirkung bei allen klinisch bedeutsamen Hyperlipo-proteinämien, zumal beide Komponenten in optimaler Wirkstoffrelation vorliegen.

Zusammensetzung
1 Kapsel enthält Clofibrat 500 mg, Inositolnicotinat 400 mg.
Indikationen
Zur Senkung erhöhter Blutfettwerte.
Dosierung
3mal täglich 1 Kapsel. In besonderen Fällen kann die Dosis auf 4mal täglich 1 Kapsel gesteigert werden.
Nebenwirkungen
Normalip wird allgemein gut vertragen. Selten werden geringfügige Beschwerden

im Bereich des Magen-Darm-Traktes und Kopfschmerzen beobachtet. Zu Behand-lungsbeginn kann es gelegentlich zu Hautjucken und Hitzegefühl kommen.
Kontraindikationen
Niereninsuffizienz, schwere Leberschäden, dekompensierte Herzinsuffizienz, frischer Myokardinfarkt und akute Blutungen sowie Schwangerschaft.
Zur Beachtung
Die Wirkung von Antikoagulantien kann verstärkt werden. Die gleichzeitige

Verabreichung von Normalip während einer Antikoagulantientherapie kann deshalb nur bei konstanter Normalip-Dosis und Neu-einstellung auf das Antikoagulans erfolgen.
Handelsformen und Preise
OP mit 30 Kapseln DM 14,80 m. U.
OP mit 90 Kapseln DM 39,95 m. U.
AP mit 450 Kapseln

HEINRICH MACK NACHF.,
Chem.-pharm. Fabrik,
7918 Jllertissen/Bayern

Angina pectoris

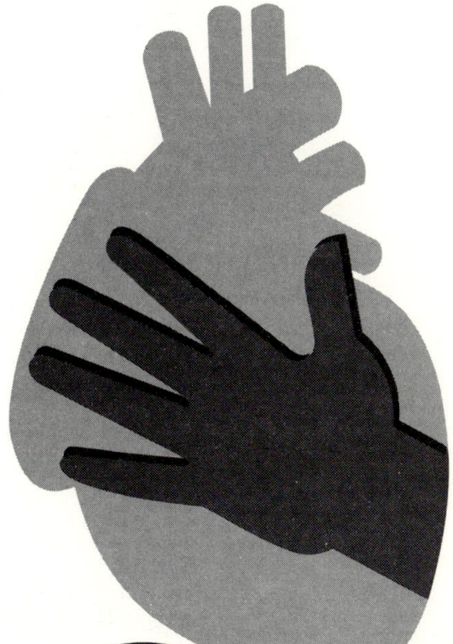

Nitro Mack Retard

entlastet das koronargefährdete Herz

Indikationen
Dauertherapie und Prophylaxe koronarer
Durchblutungsstörungen, Angina pectoris;
Rehabilitationsbehandlung nach Herzinfarkt.
Kontraindikationen
Frischer Myokardinfarkt (im Schock-
stadium), hypotone Kollapszustände,
Schock.

Dosierung
Je eine Kapsel morgens und abends un-
zerkaut einnehmen. Bei schweren Krankheitsbildern alle 6-8 Stunden eine Kapsel.

Zusammensetzung
1 Kapsel enthält 2,5 mg Nitroglycerin in
langzeitwirksamer Form.
Handelsformen
OP mit 60 Kapseln DM 18,95 m. U.
AP mit 300 Kapseln

HEINRICH MACK NACHF.,
Chem.-pharm. Fabrik,
7918 Jllertissen/Bayern